家族と取り組む強迫性障害克服ワークブック
―大切な人を思いやり，症状に巻き込まれないために―

カレン・J・ランズマン
キャサリーン・M・ルパータス
チェリー・ペドリック

監訳
堀越　勝

訳
蟹江絢子
新明一星
工藤由佳
小林由季
小平雅基

星 和 書 店

Seiwa Shoten Publishers

2-5 Kamitakaido 1-Chome
Suginamiku Tokyo 168-0074, Japan

Loving Someone with OCD

Help for You & Your Family

by

Kalen J. Landsman, Ph.D.

Kathleen M. Rupertus, M.A., M.S.

Cherry Pedrick, R.N.

Translated from English

by

Masaru Horikoshi, Ph.D.

Ayako Kanie, M.D., Ph.D.

Issei Shinmei, Ph.D.

Yuka Kudo, M.D.

Yuki Kobayashi, M.A.

Masaki Kodaira, M.D., Ph.D.

English Edition Copyright © 2005 by Charlene Pedrick, RN, Karen J. Landsman, PhD,
Kathleen M. Parrish, MA, and New Harbinger Publications,
5674 Shattuck Avenue, Oakland, CA 94609
Japanese Edition Copyright © 2017 by Seiwa Shoten Publishers, Tokyo

Japanese translation rights arranged with New Harbinger Publications
through Japan UNI Agency, Inc., Tokyo

はじめに

　強迫性障害（Obsessive Compulsive Disorder：OCD）という精神疾患がもたらす悲劇は，罹患した人だけでなく，その人と近しく，共に暮らす家族にもその症状が深い影響を与えることです。家族はしばしば繰り返される強迫観念と衰えることのない強迫行為による要求で，感情的にも身体的にも忍耐の限界に達しています。いじめっ子が家に入り込んできて，家を占領して家族に勝手で暴君のようなルールを強要しているようなものです。OCDで苦しむ人が，その家族に一日に何時間もの洗浄や確認，再保証を要求することは珍しいことではありません。「汚染されてしまった」として，不必要に物を廃棄処分したり，「完璧に安全」と思えるまで必要のない洗浄器具を使ったりして数千ドルを浪費することもあります。疾患からくる日々の要求による緊張感，家族間の感情的，または身体的な葛藤は非適応的な環境を生み，OCD症状をことさらに煽（あお）ってしまいます。

　この本は，OCDという精神疾患に苦労しながら関わっている家族の相互関係にあるパターンとその機能を描写し，理解を試みてきた何十年もの理論，研究，臨床観察の蓄積です。この本はカレン・J・ランスマンとキャサリーン・M・ルパータスの認知行動療法（cognitive behavioral therapy：CBT）の原則を用いたOCD治療の専門家としての個人的な経験と，自らがOCDから回復し，この疾患によって家族が大いに影響を受けたというチェリー・ペドリックの知識が光彩を添えています。結果としてできあがったのは，家族メンバーが疾患に蝕まれ日々巻き込まれる困難を逆転するための道筋と，とても実践的で効果的な戦略のアプローチでした。このアプローチで強調されていることは，

正しく OCD を理解すること，そして真の犯人である OCD という疾患に対する家族メンバーの結束です。それは，コミュニケーションの改善や，より強力な共感，そして家族メンバー間の協力を助長してくれます。この本『家族と取り組む強迫性障害克服ワークブック』は，OCD症状に自動的に反応してしまう巻き込まれを徐々に手放し，リスクを受け入れるプロセスを家族と OCD に苦しむ本人とが適切に協働できるよう段取りを整えるものです。お互いが自動的に巻き込まれていく習慣を変化させ，平和を保ちながらも，OCD から回復することは不可能ではありません。

　他の本の多くは，精神疾患を持つ家族を助け，うまくつきあっていくための基本的な原則や理論の概要を書いているのに対し，この本では，その戦略を段階別に示しているところがユニークな点です。OCD で苦しむ人やその症状に対する家族の反応について徹底的に反省することは，この本のアプローチの大きな要素のひとつです。このようなワークブックのスタイルは，OCD をそのままの状態にしてしまう否定的な感情や態度，好ましくない反応の仕方を熟考したうえでまとめました。この本は，OCD の症状を強化する非生産的な（短期的には問題は解決しますが）反応を助長する激しい感情ではなく，読者をより肯定的に反応をするように導きます。ずっと OCD に苦しむ人や「問題を解決する」ことに焦点を当て続けていると，あなたの精神的，身体的，宗教的な健全さを無視することになり，精神的な燃え尽きや疲労，また，うつに繋がっていきます。著者は自分自身をケアしたり，問題解決を行うことで健康的なバランスを見い出し，あなたの打たれ強さ（レジリエンス）を強めることを強調しています。

　OCD 治療の訓練を受け，認定を受けたメンタルヘルス専門家が治療をする代わりとして，この本は変化に対する最初の一歩を踏み出すために安全に使うことができます。すでに，OCD に対して認知行動療法を受けている人は，この本のアイディアを，回復する努力を支援する自宅

環境をより効果的に整えるために使うことができるでしょう。

　この本の最も価値あるところは，間違いなく心に響くであろう希望というメッセージが各ページを通じて記されていることです。家族メンバーは，その中でOCDを治療する経過や結果に重要な影響を与えることができます。この本は大切な人が癒えていく過程で，支援を求めているどの家族メンバーに対しても，価値のある知識と道具を提供してくれるでしょう。専門的支援の資格を持つ第三者と家族メンバーの両者からのたくさんの知恵の数珠を注意深く誠実に見ることで，あなたはOCDを制御するための手綱を取り戻すでしょう。

ブルース・M・ハイマン，Ph.D., LCSW

Director, OCD Resource Center of Florida Hollywood, Florida

www.ocdhope.com

謝　辞

カレン・J・ランズマン（Karen J. Landsman, Ph.D.）

　OCD 治療のために多大な洞察と知識を与えてくれる不安・広場恐怖治療センターの同僚とメンターたち，そして私が成長するうえで確かな基盤となってくれたメリーランド医大とメリーランド大学パークのメンターに感謝の意を評したいと思います。OCD と共に生き，自らの体験談を分かち合ってくれ，私が援助することについて信頼してくれた患者さんたちに心から感謝したいと思います。キャッシー（Kathleen）とチェリーのおかげでこの本を書くことは楽しく，挑戦のしがいがあり，創造的な経験になりました。本当にありがとうございます。最後に，私の夫と私の家族の支援が私を勇気づけてくれたことに最高の謝辞を贈りたいと思います。

キャサリーン・M・ルパータス（Kathleen M. Rupertus, M.A., M.S.）

　カレンとチェリーにこの本を通して，私の考えや経験を生きたものとするために注いでくれた心からの努力に感謝をしたいと思います。彼女たちは，この努力を喜びの思い出になる学びの経験としてくれました。私のメンターである Dr. ジョナサン・グレイサンは，私の専門性を育てるために，信念と価値ある彼の時間と労力を費やしてくださいました。OCD という深みから脱する旅を一緒にさせてくれた私の患者とその家族にも感謝をしたいと思います。祝福，愛，支援をくれた私の家族，特に私の夫マット（Matt）と私の子どもであるサラ，マシュー，レベッカ（Sarah, Matthew, Rebecca）に特別に感謝の意を示したいと思います。私自身の OCD との戦いを勝利に変換し，私の経験を他の人に手を

差し伸べ，共有する勇気を与えてくれた神に感謝します。

チェリー・ペドリック（Cherry Pedrick, R.N.）
OCD と戦っている間，本当の支援とは何なのかということを示してくれた私の夫ジム（Jim）と私の子どものジェームス（James）に感謝をしています。OCD と共に生きる家族について貴重な経験を共有してくれたカレンとキャッシー（Kathleen）を手伝うのは光栄なことでした。これを可能にしてくれた神に感謝をしています。

私たちはこのプロジェクトに対するブルース・M・ハイマンからの勇気づけと貢献に感謝しています。私たちの考えを明確にしてくれた編集者であるブレディ（Brady）に感謝の意を評します。キャサリン・ストケート（Catharine Sutkert）とニューハービンジャー（New Harbinger）の皆様が激励と支援と専門性を与えてくれたことに感謝します。

目　次

はじめに ……………………………………………………………………… iii

謝　辞 ………………………………………………………………………… vi

序　章 ……………………………………………………………………… 1
この本はどのように役立つのでしょう　2

第 1 章　OCD の定義 ……………………………………………………… 5
OCD とは何でしょうか?　6

　OCD の種類　8

　　確　認　8

　　洗浄と清潔　9

　　順番や繰り返し　9

　　純粋な強迫観念　10

　　溜め込み　10

　　几帳面さ／良心の咎め（宗教的あるいは道徳的な問題に対する病的な

　　罪悪感）　11

　日常的な強迫的行動 対 OCD の強迫行為　11

OCD のように見えるその他の行動　14

　迷信，儀式，祈り　14

　心　配　16

　神経質な習慣　16

依存症と病的賭博　17

摂食障害　17

強迫性パーソナリティ障害　17

OCD の原因は何でしょうか？　18

子どもの OCD　22

PANDAS　23

OCD の秘密の世界　24

OCD を埋解することが家族を自由に解き放つ　25

OCD の経験　26

ロバート一家　26

ジェイコブ一家　27

スミス一家　28

パーク一家　29

ゴンザレス一家　29

デラニー一家　29

チャンドラー一家　30

リオン一家　31

ピータース一家　31

チェリー・ペドリックと彼女の家族　32

まとめ　35

第2章　OCD の治療 ……………………………………… 37

薬物療法　38

認知行動療法（CBT）　40

曝露反応妨害法（ERP）　42

認知戦略　43

誤った信念に挑む　45

まとめ　47

第3章　OCDの内部構造 49

OCD：神経生物行動的な疾患　49

OCDの司令塔　50

不確かさという敵　52

不確かさを受け入れることを学ぶ　57

OCDを助長すること　58

正常の陰に隠れていること　59

隠れた儀式　60

なぜこうした行動をやめられないのでしょうか？　61

まとめ　63

第4章　OCDではなく，その人を支える 65

変化の主体としての家族　65

OCDに対する感情に気づく　66

健全で支援的な反応　69

直感に従う　71

巻き込まれ：OCDの迎え入れ方　73

巻き込まれの罠　74

巻き込まれの罠1：安心を与える　74

巻き込まれの罠2：回避　78

巻き込まれの罠3：時間のかかる儀式に参加してしまう　79

巻き込まれの罠4：決断や簡単な仕事を手伝う　80

巻き込まれの罠5：あなたの仕事，家族，社会的な責任やルーチンを

変える　82

巻き込まれの罠6：あなたの大切な人の責任を先読みしてしまう　85

巻き込まれの罠7：異常な行動や状況に耐える　86

支えるということについて違った考え方をする　88

巻き込まれはどれくらい一般的なのでしょうか？　88

巻き込まれ行動に関する4つの結論　89

なぜ家族のメンバーは巻き込まれるのでしょうか？　92

まとめ　97

第5章　家族との取り決めの必要性 ……………………………… 99

家族の生活：反応の連鎖　100

行動という反応の連鎖　100

反応の連鎖を学ぶ役割　101

反応の連鎖に見られる強化の役割　101

強化：同じことをさらに期待すること　102

ルールを変えること　104

急に断ち切るとなぜうまくいかないのでしょうか　108

別の見方をすること　108

行動に関する取り決め　108

反応サイクルを学び直す中での強化の役割　112

まとめ　114

第6章　取り決め，家族問題の解決法 ……………………………… 115

OCD：予期できる場面　115

あなたたちは皆同じ舟に乗っている　116

取り決めにおける協力　119

先を見越した問題解決　120

感情に基づいた決定：こう感じるから，こう対処する……　121

その場しのぎの解決法——一番楽な道を選んでしまう　122

一夜で変化することを望むこと　125

相互関係における一般的な問題解決　128

問題解決への戦略を練習する　131

まとめ　136

第7章　家族の取り決めを作る …………………………………… 137

問題の領域を特定する　137

よくある困難な状況　140

相手に合わせる行動について評価する　142

ステップ1　143

ステップ2　144

ステップ3　145

目標を定める　148

短期的な目標を作る　149

あなた自身にご褒美をあげましょう　152

取り決めを修正する　152

ジェフとマリオのデラニー家族の取り決め　158

まとめ　163

第8章　親，兄弟姉妹，友人：回復期における
　　　　パートナー …………………………………………… 165

マリオ・デラニーが両親と交わした取り決め　166

回復期におけるパートナー　172

モデリング反応　173

不安やうつを持つ人がいるとき　175

過保護　178

OCD に対する，各家族メンバーの見方の相違点　181

チームとして取り組む　182

過度な自己犠牲　183

過度に関わること　185

批判を表現する　186

もし親が OCD だったら？　191

まとめ　193

第9章　あなた，あなたのパートナー，そして OCD：
3番目の邪魔者について ……………………………………… 195

「健やかなるときも病めるときも……」に OCD が含まれるとき　195

「驚くかもしれないけど……実は私 OCD なんだ」　197

あなたのパートナーのジレンマ：話すべきか，話さないで

おくべきか？　200

献身的な関係に及ぼす OCD の影響　203

情緒的なつながり　203

身体的なつながり　209

経済的な影響　212

OCD が身代わりになる　214

結婚生活上の役割における障害　215

社会的関係と社会活動への妨害　217

将来に対する恐れ　219

ストレスが負荷になっている関係　220

回復のためにパートナーと取り決めをする　220
パートナーとの取り決めを実行に移す　221
　問題のある領域を同定する　221
　　巻き込まれ行動を評価する　221
　長期目標を設定する　222
　短期目標を設定する　222
　ご褒美を決定する　223
OCD の後遺症の中で生活を調整する　228
まとめ　229

第10章　家族レジリエンスの強化 ………………………………………… 231
身体に気を配りましょう　231
心に気を配りましょう　236
精神に気を配りましょう　239
目標に達成するために計画を立てましょう　241
まとめ　242

第11章　将来への展望 ……………………………………………………… 243
他の疾患の合併　244
　併存疾患　246
　複数の家族メンバーが疾患を有しているとき　247
助けを見つけること　249
どうやってセラピストを見つけるか　251
　セラピストをどう評価するか　252
　　セラピストに聞くべき質問　252
　もし能力のあるセラピストに出会えなかったらどうするか？　254

目　次　　XV

　　　あなたの大切な人が助けを拒んだらどうするか？　255
　　　なすすべがないように思われる場合はどうするか？　256
　　サポートグループ（自助グループ）　257
　　まとめ　258

参考資料　……………………………………………………………　261
文　献　……………………………………………………………　268
監訳者あとがき　…………………………………………………　270
索　引　……………………………………………………………　271
著者／訳者について　……………………………………………　274

序　章

　全人口の2.5%，または660万人が，生涯のうちに強迫性障害（Obsessive Compulsive Disorder：OCD）に罹患します（Niehouse and Stein 1997）。しかしながら，その影響を受けるのは彼らだけではありません。罹患した本人だけでなく家族や友人を加えるとOCDの影響を受ける人は莫大な数になります。OCDは，周りにいるすべての人に影響を与えます。その影響は，他の疾患のそれとは明らかに違います。周囲の人が大切な人の不安や苦痛を和らげてあげたいと思うと，彼らもOCDによる儀式や回避で埋め尽くされた日常に引き込まれてしまいます。彼らは，大切な人がこの障害に囚われているのと同じように，OCDによって窮地に追い込まれているという感覚を持っています。

　この本の一番の焦点は，あなたの大切な人にOCDを打開させるのを助けるものではありません。これは，あなたにとって驚きかもしれません。あなたはこの本をまさにその理由のために購入したのかもしれません。現実はこうです。あなたの大切な人をOCDから自由にすることはできません。そして世界で一番優れた治療者でさえも，あなたの大切な人をOCDから解放することはできないのです。あなたは，そして良い治療者は彼らを援助することはできますが，OCDを打開するにはあなたの大切な人自身が一番大事な役割を担っているのです。この本が最も焦点を当てている部分は，あなたがあなた自身とあなたの家族を大切に

することです。あなたは OCD という暴君から自由になるために，変化の起こし方を学ぶことになるでしょう。これらの変化は，あなたの大切な人が OCD とつながり続けようとするのを難しくさせます。もし，あなたの大切な人がまだ回復に取り組んでいなければ，本人に OCD を克服したいという要求が芽生え育つまでの間に必要な情報をあなたが共に備えるお手伝いをします。

この本はどのように役立つのでしょう

　大切な人が OCD の治療を受けている家族の必要としていることと，大切な人が OCD の治療をすでに受けて再発防止の重要性を学習している家族の必要としていることはかなり違います。あなたの家族メンバーはまだ OCD と診断されていないかもしれません。つまりあなたはその家族が OCD であるかどうかを疑っており，情報を集めている途上かもしれません。この本を通して，私たちはあなたがどのステージにいても必要を満たせるように努めるつもりです。すべてのステージについて，つまり診断前，診断，治療，メンテナンスについての情報を載せています。この本は，家族療法や，メンタルヘルス有資格者による心理療法の代わりになるものではありません。この本は以下の方法で利用してほしいのです。

1. 大切な人が，メンタルヘルスの専門家の助けを借りながら，または『The OCD Workbook: Your guide to breaking free from Obsessive-Compulsive Disorder』（Hyman and Pedrick 1999）に載っているような自助プログラムを通して，OCD から自由になっていく過程を，その家族や友人が上手に支える方法を学習します。大切な人が OCD から回復するための最高のサポート方法を学びます。

序　章　　3

2．何らかの理由で専門家の援助を求めたがらない OCD の家族メン
バーがいる人たちを援助します。あなた自身が勉強して，OCD
の症状への対応方法を大きく変えることで，家族メンバーが援
助を求めることを促します。

3．OCD を持つ人がいる家族や友人に OCD が及ぼす影響について，
さらに理解したいというメンタルヘルスの専門家の情報源とな
ります。この本はそのような専門家たちが OCD を持つ人を抱え
る家族を援助するのに役立ちます。

この本は，OCD とは何か，どのように OCD と診断されるのか，ど
のような症状があるのか，最適な治療法は何か，OCD が家族にどのよ
うな影響を与えるのかをあなたが理解するのに役立ちます。この本はま
た，家族が OCD から解放されるために，家族のメンバー一人ひとりが
肯定的な変化を起こすのに役立つ実行プランを立てられるようお手伝い
します。さらに，あなた自身を大切にすること，そして効果的にストレ
スに対応することの必要性を学びます。

この本の原則を適用する対象として想定しているのは，OCD を持つ
人の配偶者，パートナー，友人，両親，兄弟姉妹，そして OCD を持つ
両親がいる子どもたちです。OCD は，うつ病，アルコール依存，薬物
依存，抜毛癖や身体醜形恐怖といった，他の疾患としばしば併存しま
す。この本では，これらの疾患について，また他の家族が持っていると
思われる問題についても，OCD それ自身の問題に含めて扱います。あ
なたは OCD に対する適切な治療を探す方法を身に付け，あなたの大切
な人が受けている治療を評価する方法についても学びます。さらに大切
な人が治療を拒否している場合の対処方法も学んでいきます。

第1章

OCDの定義

　自分の家が何者かに侵略されているように感じてはいませんか？　家族の中に強迫性障害（OCD）を持つメンバーがいると，まさにそのような感じがするものです。OCDに向き合い，家族は団結して共通の敵から来る，数々の挑戦に立ち向かっていく必要があります。OCDが暴君へと変貌していくと，それに立ち向かうためにより多くの時間やお金が必要となり，怒りを感じることも増えていきます。この本の目的は，OCDが与える影響を明らかにし，それにどのようにして立ち向かうかについて援助することです。また，OCDを持つ人との関係や家族の生活を検討するお手伝いをします。あなたがOCDを持つ人と，より健康的で建設的な関係を築くための前向きな一歩を踏み出すことができるように援助するのです。家族の中にいるOCDという暴君からあなたがたが解放されるために，この本はきっと役に立つでしょう。

　あなたはもしかすると初めて精神疾患やOCDについて知ったのかもしれませんし，もしくはずっと戦ってこられたのかもしれません。あなたの大切な人は自分がOCDを持っていることすら否定しているか，一通りの治療は終わったけれども再発を防ぐことが困難な人かもしれません。いずれにせよ，あなたの家族がOCDの呪縛から解放される第一歩は教育です。あなたはあなたの敵，OCDについて知る必要があります。この第1章ではOCDの定義，原因，症状などの基礎知識を提供し

ます。第2章では OCD の治療について簡単に全体の説明をします。

　まず，OCD とその治療法についてよりよく知っていただきたいと思います。そうすることであなたの大切な人がどのようなことを経験しているのかを知ることができます。『The OCD workbook: Your key to breaking free from Obsessive-Compulsive Disorder』（Hymann and Pedrick 1999）は知識の幅を広げるための良い手引書となります。他にもたくさんの素晴らしい資料がありますので，巻末資料のページに掲載します。知識が深まるにつれ，より多くの援助の方法が身につき，治療の選択肢を評価すること，OCD に対する自分の反応を吟味することができるようになります。

　OCD の知識を増やし，OCD を持つ人とのコミュニケーションを向上させることで，あなたは建設的に問題と向き合えるようになるでしょう。多くの知識と建設的な希望の後押しを受けて，重要な変化を起こすための準備が整うのです。知識とコミュニケーションは OCD の症状と，家族がその症状に対応するため用いてきた無効な戦略とを理解するための新しい知見をもたらすでしょう。OCD がどのように家族に影響しているかを知るにつれ，あなたは OCD 症状への対応を変えることを学びます。より健全な対応をすることによって，OCD の影響を打ち砕くことができるでしょう。あなたの変化は，あなたの大切な人がどうやって OCD 症状に対処するかに強い影響を及ぼすと考えられます。例えば，あなたが OCD を持つ人の儀式と回避に参加することを徐々に止めていくと，その人の強迫観念への対応に大きな変化が生まれるはずです。

OCD とは何でしょうか？

　OCD は神経生物行動的な障害であり，強迫観念および／あるいは強迫行為――不快感，時間の浪費，その他日常の活動や人間関係に支障を

第 1 章　OCD の定義　　7

きたす行為があることによって特徴づけられます。神経生物行動的な障害というのは，生物学的な調整機能の不全，脳の回路の異常，そして学習した思考と行動の異常が存在することを意味します。メンタルヘルスの専門家は精神疾患を診断する際，『精神疾患の分類と診断の手引き』（DSM-IV-TR）［訳注：現在 DSM 診断は DSM-5 に改訂されている。本書では，旧 DSM 診断である DSM-IV-TR が用いられているが，OCD についての基本的な症状は同じと考えてよい］を用います。それによると「強迫性障害は反復的な強迫観念または強迫行為によって主に特徴づけられる：この強迫観念あるいは強迫行為は著しく時間を浪費する（1 日に 1 時間以上），または苦痛あるいは重篤な障害を引き起こしている。この障害のある時点で，その人は，その強迫観念または強迫行為が過剰である，または不合理であると認識をしている」（American Psychiatric Association［APA］2000, p456-457）とされています。

　強迫観念とは，持続的な侵入的思考，衝動，発想，イメージなどで，過剰な心配や不安，苦痛をもたらします。その思考は，その人が期待したものではなく，ほとんどコントロールできないと感じられるものです。とは言っても，その思考はその人自身が作り出したものであり，他の人から押し付けられたものではないという自覚はあります。

　強迫行為は，強迫観念に対する反応として反復行動，または心的な儀式をすることで自分を落ち着かせたり，不安や心配，苦痛を避けたりする行動です。これには，病気や死，自分や他人を傷つけるような恐ろしい出来事を防ぐ，回避するという漠然とした目標が存在します。強迫行為はしばしば，彼らが本来防ぎたいと望む事柄とは直接関連していない場合があります。例えば，ラッキーナンバーの数だけ電気をつけたり消したりすることで，愛している人が傷つくのを防ぐといった具合です。このような行為の様式は「魔術的な思考」と呼ばれます。しかし，強迫行為が，彼らが本来防ぎたいと望む事柄と直接関係している場合，たとえば細菌を落とすために手を洗うなど，その行為は明らかに度を超えて

8

行われるようになります。反復的に行われる心的な行為とは，数字を数える，言葉を静かに繰り返す，お祈りをする，すべての出来事を見直すなどです。反復行動は，どのようなタイプの行動も含み，しばしば儀式と呼ばれます。OCDと依存症の重要な違いはここにあります：OCDでは，その強迫行為によって満足や喜びを得ることはできないのです。OCDを持つ人々は，強迫行為によって苦痛を緩和することはできても，楽しみを得ることはできません。

❖ OCD の種類

　OCDの強迫観念や強迫行為には様々な種類があります。ここでは，強迫行為の種類によって分類してみましょう。強迫行為が1つのタイプしかない人もいますが，多くの人は2つ以上のタイプの強迫行為を症状として持っています。しばしば，強迫観念には共通したテーマがあります。ある人は自分が汚染したりするのではないかということに関する全般的な恐怖があり，一方である人は何かをする，もしくは何かをしないことによって他者を傷つけるのではないかという恐怖を持っています。

確　認

　確認の強迫行為がある人は，ある特定の行動をしないと自分や他人に有害なことが起きるに違いないという不合理な恐怖を抱えています。そして，戸締まり，家庭用の電化製品やステレオ装置，宿題やお金などを確認します。自分や他人の健康を確認する人もいます。確認することで強迫観念に対する不安や苦痛を軽減させることはできます——ひとまずは。しかし強迫観念や不安はすぐに戻ってくるため，再び確認しなくてはならないと感じます。そのうちに，確認が確認を呼ぶことになり，それにつれて安心感は減少することになります。

　強迫観念に伴う恐怖は照明のスイッチをきちんとオフにしたか確認するためにスイッチを見に行く，鍵をかけたか確認するためにドアノブを

第 1 章　OCD の定義　　9

ひねるといったように大抵は確認しているものと関連しています。しかし，時には恐怖と物の確認とに全く関連がなく，魔術的な思考のような性質の場合もあります。例えば，電気ケーブルを触ると愛する人が病気になってしまうというようなものです。

洗浄と清潔

　洗浄と清潔に関する強迫行為を持つ人は，細菌，ウイルス，汚れ，体液や化学薬品，何らかの異物に汚染されるという強迫観念への反応として，清潔を求める行為をします。彼らは強迫観念による苦痛を和らげるために手を洗ったり，シャワーを浴びたり，身の回りの物をきれいにしたりします。しばしば他の家族メンバーにも同様に衣類の洗浄，清掃などの儀式をすることを要求します。時間の経過と共に，洗浄や清掃は不安を落ち着かせる力を弱め，儀式は増加していきます。

順番や繰り返し

　OCD を持つ人の中には，ある物を特定の方法で並べることで不安になる考えを落ち着かせる人がいます。彼らは決まったやり方を変えられたり，家具の置き場所が変わると怒り出したりします。時間と共に，そうした要求は増加し続けます。左右対称や偶数でなければならないという強迫行為もあります。もし順番通りでなかったり，偶数でなかったりすると，曖昧な気持ちになり落ち着かなさを感じたりします。愛する人が傷つく，または災難が起きるという魔術的な思考を持つこともあります。「正しい」または「完璧」だと思えるまで何度も何度もその行動を繰り返す人もいます。ある特定の行動を特定の回数だけ行う場合もあれば，本棚の本や天井のタイルを数える場合もあります。このような行動は，望まない侵入的思考を弱めたり，彼らを傷つけるものを避けたりするための努力であると言えます。

純粋な強迫観念

　純粋な強迫観念を持つ人の中には他人を傷つける，または危険な目に遭うという思考またはイメージを持つ人もいます（純粋な強迫観念を持つ人は自分が誰かを傷つけたり危害を与えたりしてしまうという考えやイメージを持っています）。これらは，望んでいない侵入的な思考で，その人自身がそのような思考を持つことを予期しておらず，しばしば恐怖をもたらします。これらのイメージには，暴力的なもの，性的なものなどがあり，その人の性格とはかけ離れたものです。純粋な強迫観念と呼ばれるものはこれまで強迫観念のみを持つものとして理解されていましたが，OCD の性質に関する研究で，純粋な強迫観念を持つ人の多くは強迫行為も持ち合わせていることが明らかにされてきました：ただ，それは詳しく調べていかないとわからないものです（Salkovskis 1985）。純粋な強迫観念は，数を数える，ある特定の言葉を繰り返す，祈るなどの心的な強迫行為を持っています。「正しくやれたか」，または重大な間違いをしなかったかと，何度も苦痛な状況を思い出したり，振り返ったりして，安心を得ようとします。このような心的な儀式は，侵入的思考，または侵入的思考により喚起された不安や苦痛を軽減させるために行われます。最初は一時的にコントロール感を得られ，不安が下がるのを感じますが，侵入的思考はすぐに戻ってきて，より多くの強迫行為が必要になります。その結果，どんどん強迫観念と強迫行為の悪循環に時間が奪われていき，苦しい状況に陥ってしまうのです。

溜め込み

　強迫的な溜め込みを持つ人は，役に立たない物を大量に溜め込みます。そのうちいくつかの品は思い出があるため価値を感じていますが，彼らが集めたり，捨てられずにいたりするものの多くは，他人から見ればごみやがらくたにしか見えない代物です。普通の人がつい集めてしまう安物のアクセサリーや，お土産，石ころ，映画のチケット，野球の

カードや子どもの頃のおもちゃなどの範囲を超えています。このような人々にとって，集めたものを手放すのは非常に苦痛であり，涙なしにいられないほど辛いことです。強迫的な感情や心配は，無駄，汚染，再利用の機会を逃してしまうことへの罪悪感と関係していることがあります。強迫的な溜め込みを行う人は溜め込んでいる理由を説明できる場合もありますが，大抵は説明できません。ある意味，その収集物はその人自身の一部分なのです。コレクションしている物ではなく，あなたの一部分を捨てなくてはいけないという不安を想像してみましょう。

几帳面さ／良心の咎め（宗教的あるいは道徳的な問題に対する病的な罪悪感）

　几帳面さ（宗教的あるいは道徳的な問題に対する病的な罪悪感）は宗教的，道徳的，倫理的なテーマを持ったOCDです。彼らの強迫観念は，神を怒らせた，または思考や行動が神の示す道徳の指針に背いたかもしれないということで頭がいっぱいになります。罪を犯すことへの恐れは，過剰な祈り，または聖職者，牧師，ラビなどの宗教的な権威者から過剰で不適切な慈悲や許しを求めるという行動に繋がります。許しを得るために繰り返される要求は，些細な言動の違反に関しても及びます。宗教的な活動に熱心に取り組むとき，その活動は彼らの運命を左右するようなものになりがちです。宗教的な活動によって平安や安らぎを得るのではなく，その人が罪を犯したことや，神仏を冒涜してしまったという恐れの苦痛から逃れる方法を探しているかのように見えます。

❖日常的な強迫的行動 対 OCD の強迫行為

　私たちの多くは，頭から離れることのない考えややめようとしてもやめられない行動をいくつかは持っているものです。出かけるときに戸締りを2回確認する人がすべてOCDというわけではありません。非常に細部まで正確に確認する人とOCDを持つ人との違い，整頓をとてもよくする人とOCDを持つ人との違いをよく知るために，DSM-IV-TR

（APA 2000）の OCD の概要（p.7 参照）を読み返してみましょう。
OCD の強迫観念と強迫行為は，時間を浪費し，強い苦痛や著しい障害
を引き起こし，過剰であり不合理なものです。

　確認，洗浄，清掃，整頓は，日々の生活をいきいきとしたものにし，
満足感をもたらします。OCD においてはこれらの行動は，生活に支障
をきたし，苦痛をもたらします。あなたがする強迫的な行動と OCD の
強迫行為について，以下の表を記入してその差を比較してみましょう。

強迫的な行為

　あなたが規則正しく，定期的に行っている行動を 3 つ書き出してくだ
さい。例えば，日常的な運動，タンスの整理，決まった時間に夕食を食
べるなどです。

1. _____

   _____

2. _____

   _____

   _____

3. _____

   _____

   _____

このような活動をすることは

	はい	いいえ
あなたの生活をいきいきとさせる？	☐	☐
喜びをもたらす？	☐	☐

第1章 OCDの定義

他人の役に立つ？	☐	☐
時間がかかり生活に支障をきたす？	☐	☐
苦痛や明らかな障害を起こす？	☐	☐
過剰で，不合理のようである？	☐	☐

　あなたが最初の3つの質問に「いいえ」と答えたならば，後の3つにも「いいえ」と答えたことでしょう。日々行っている規則正しい行動は，必ずしも生活を整え，喜びをもたらし，他人の役に立つというわけではないにしても，日々の生活に重大な支障をきたし，大きな苦痛を引き起こしはしません。

　先に書き出した活動を実行できなかった場合にどのように感じるのか書き出してみましょう。このリストと，あなたの大切なOCDを持つ人がOCDの儀式を実行できないときに抱く感情の様子と比べてみてください。

　　　　　　　　　　　　　　　　　　　　　　　　　　　　　　
　　　　　　　　　　　　　　　　　　　　　　　　　　　　　　
　　　　　　　　　　　　　　　　　　　　　　　　　　　　　　
　　　　　　　　　　　　　　　　　　　　　　　　　　　　　　

　OCDを持つ人の中には，例えば傷つきを避けるために何度も何度も確認作業をするという，1つのOCD症状しか持たない人もいます。しかし，ほとんどの場合は1種類の症状だけにうまく当てはめることができません。2つ以上症状があって，その中の1つが顕著であり，最も障害が大きい場合が多いです。ある種類の症状が落ち着き，時が経つと他の症状が悪くなることがあります。OCDの経過は人によって異なります。OCDは日々の活動や，ありふれた心配や常識的に見える清潔さに

14

見せかけて存在しているかもしれません。

OCD のように見えるその他の行動

　繰り返しとなりますが，OCD のように見える行動がすべて OCD というわけではありません。OCD の基準を思い出してみましょう：OCD の強迫行為は時間を浪費し，非常に苦痛で，明らかな障害をきたし，過剰で不合理なものです。このような基準が設けられているものの，これらに当てはまらない行為がいくつかあります。

❖迷信，儀式，祈り

　DSM-IV-TR（APA 2000）の指摘によると，迷信は日常生活の一部です。OCD と認められるのは，それが時間を浪費し，著明な支障や苦痛をもたらす場合だけです。DSM-IV-TR は，儀式的に見える行為は文化的な常識の範囲を超えたときに OCD と判断されると明記しています。同じような環境に暮らし，同じ文化や宗教を持つ人に，それが適切でないと判断される必要があるのです。例えば，宗教的なしきたりとしての祈りや礼拝などがそれにあたります。

　多くの3歳児にとって，儀式は日常的にあることです。彼らは，繰り返すことで学び，儀式を通じて外の世界との交流に自信を持つようになります。子どもたちが環境の中で居心地よくなってくると，儀式をやめ，新しい行動を試すようになります。儀式がなかなか消えないものとしては就寝前やストレスのかかる状況，親から離れなくてはいけないときなどに関連した場合です。これらは通常，8歳頃までには消失します。より年長の子どもはしばしばいくつかの儀式を継続しますが，それはその儀式が楽しくて，学習に役に立つものだからです。多くの子どもは，とりわけ大切な行事のときにはお気に入りの洋服を着ると主張しますし，ほとんどの子どもが物集めをします。子どもの儀式の典型的な例

は，「道のヒビ踏んだら，母ちゃんがけがをする」と歌いながら歩道の
ひび割れを踏むのを避ける遊びです。

　思春期の青年や大人でさえ，OCD とは関係なく儀式や迷信を行動の
レパートリーとして取り入れています。運動選手は様々な儀式を行うも
のです。野球選手の多くはバッターボックスに入る際に，グランドを
蹴ったり，野球帽に触れたり，唾を吐いたりなど，様々な行動をとりま
す。テニス選手はテニスボールを特定の回数だけラケットに弾ませま
す。俳優や講演者は，運を呼ぶため，または自信を持つための儀式を行
うことがあります。

　このような迷信と OCD の強迫行為とは，どのように違うのでしょう
か？　その差は，その人の生活で行われる儀式の及ぼす影響の違いで
す。歩道のヒビ割れを避けていてたまたま割れ目を踏んでしまっても，
多くの子どもにとっては大したことではありません。それはゲームの
一部なのです。何か悪いことが起きるという考えが浮かぶかもしれませ
んが，それはすぐに消え去ってしまいます。幼い子どもや繊細な子ども
の場合は，帰宅して母親が無事だと確認できるまでは心配でいるかもし
れません。しかし OCD を持つ人にとっては，道路のひび割れを踏んだ
かもしれないという単なる考えが，強い不安感や苦痛を引き起こすので
す。大抵の場合は，将来に起こる危害や危険の可能性を「無効にする」
ための別の儀式を必要とします。

　スポーツ選手や俳優，講演者たちは，多くの場合，自分が望めば，そ
れほど苦労せずに儀式をやめることができます。そうした行動は彼らの
生活に支障をきたしませんし，生活を破壊するどころか，豊かにしてく
れるという感じさえするかもしれません。多くの人は，気に入った服
の洗濯が終わるとすぐにまたその服を着ます。「そうしなくてはならな
い」と駆り立てられ，自分のコレクションを完璧にする人もいます。
OCD の儀式はこういったことに類似していますが，非常に大げさであ
り，儀式の中断は大変な苦痛をもたらします。多くの人にとっては，宝

物のコレクションに何かが加わることは満足感や興奮をもたらすのに対して，OCD を持つ人は，儀式を遂行する間に真の喜びも満足感も経験しません。彼らは，自分には儀式をコントロールする力がないと感じています。つまり，深刻な苦痛で不快な感情を和らげるために，無意味な儀式に駆り立てられているのです。

❖心　配

他の人より心配性な人がいます。彼らは生活の細かいことを心配するのです。もし，これが生活に明らかな支障をきたしている場合，大うつ病性障害，または全般性不安障害（GAD）と呼ばれる不安障害の症状と言えます。OCD による心配は馬鹿げていて不合理なものであり，大抵は他人が傷つくことや危険が起きることを避けるなどの特定のテーマに限定されていて，それと関連した強迫的な行動が伴います。

❖神経質な習慣

OCD の強迫行為と，指しゃぶりやテーブルを指でたたくなどの神経質な習慣との違いは何でしょうか？　習慣は強迫行為よりも自動的に起こります。習慣的行動を取る人々は，侵入的または邪魔な思考に対する反応としてその行動をしているというより気がついたらその習慣的行動を行っているという傾向があります。強迫行為と習慣は，どちらも不安を緩和するための行動ですが，習慣の場合は一般に弱い不安によるものである一方，強迫行為は特定の不安や侵入的な思考を和らげるために行われます。習慣は，ある程度の喜びや満足感を，少なくとも初めのうちには感じることができます。強迫行為は不安感を軽減させるだけで，喜びをもたらしてはくれません。微妙な違いですが，OCD を持つ人たちは他の人たちよりも神経質な習慣にとらわれる傾向が強いといえます。しかし，微妙な違いなので線引き問題はかなり複雑です。

第 1 章　OCD の定義　　17

❖依存症と病的賭博

　抵抗がほとんど不可能な衝動と，その行動をしたいという欲求は，OCD の強迫観念と似ています。依存や病的賭博は，一見すると OCD の強迫行為と関連しているように見えます。しかし重要な違いは，これらの行動に快感を求めるかどうかということです。薬物や賭博依存の人は，熱狂したり高揚する感覚を強迫的に渇望します。OCD においては，強迫行為は苦痛を避けることを目的とした行動に終始します。つまりその行動を取ることによって苦痛が一時的に緩和し，自分の苦痛をコントロールできているという感覚を得ることを目的としているのです。

❖摂食障害

　神経性食思不振症や過食症などの摂食障害や強迫的な食行動を行う人は，食事や痩せることに没頭して苦しんでいます。OCD と診断されるほどの強迫症状が見られる場合が多く，OCD と同じ治療と戦略で改善が見られます。

❖強迫性パーソナリティ障害

　パーソナリティとは一貫しており，柔軟性がなく，学習によってあるいは生まれつきに備わったもので，状況や人生の問題に対しての反応の様式を言います。つまり，一生を通してあまり変わることのない特徴や傾向のことです。その人のパーソナリティ傾向が自宅や職場において一貫して非常な困難さをもたらしている場合には，その人が**パーソナリティ障害**を持っていると言う場合があります。DSM-IV-TR（APA 2000）によれば，強迫性パーソナリティ障害（Obsessive-Compulsive Personality Disorder：OCPD）は細かなこと，ルール，リスト作り，整理整頓，完璧主義，心的または人間関係をコントロールすることに没頭していて，柔軟性や開放性，効率性を犠牲にしている状態であるとしています。そのような人々はかなりの確率で予想通りの行動をし，順序

立て，変化を拒絶し，感情を厳しくコントロールしようとする傾向があります。

　このような行動パターンは青年期から明らかとなり，その人の生活の大部分に影響します。一方で OCD を持つ人は，強迫性パーソナリティの傾向がある場合とそうでない場合とがあります。例えば，OCD を持つ人は，汚れや細菌に汚染されることに執拗にこだわり，2 時間もの間シャワーを浴びる一方で，整頓や細かいことに関しては全く気にしないこともあります。OCD と OCPD の一番大きな違いは，主観的な苦しみです。OCD を持つ人は日々の強迫観念と強迫行為のサイクルで生活を著しく障害されていますが，OCPD の人は負担が多く柔軟性のない生活の仕方について，多くの場合困っていません。その結果，OCPD の人は気がつくとしばしば仕事や自身の生活で頻繁に他人と衝突してしまいます。

OCD の原因は何でしょうか？

　OCD の原因に関する多くの調査研究では，脳の構造やその回路，脳の化学伝達物質に焦点を当てており，OCD を持つ人と OCD でない人との違いを区別できるかもしれないとしています。脳の構造の問題とは，基底核や眼窩前頭前野や帯状回などの部位を含みます。基底核は脳の中央に位置し，淡蒼球と被殻と尾状核と扁桃体とを含んでいます。この部位は，外界からの情報を分類し，不必要な情報を無視する役割があります。この部位は，衝動や恐怖に対する反応もコントロールしています。OCD を持つ人は，侵入的な思考が無視されないためそれに圧倒されてしまうのです。

　眼窩前頭前野は脳の前方部分にあり，目の上に位置しています。視覚や聴覚，触覚からの情報を集めて解釈を行う部分です。その情報を基盤に，感情や道徳的な判断の決定を行います。OCD の人に対する脳画像

第 1 章　OCD の定義　　　　19

研究では，この部位に過剰な活動が確認されています。この部分は，
OCD を持つ人を過覚醒状態にし，疑心を抱かせ，不安を引き起こし，
過剰な注意深さを生じさせます。

　帯状回は，脳の中央に位置しています。この部位は，危険を回避する
ために覚醒を起こす部位で，思考や行動を切り替える手助けをするとさ
れています。この部位に問題があるために，OCD を持つ人が強迫観念
や強迫行為を繰り返すことに陥ってしまうのは容易に想像されます。

　ジェフリー・シュワルツ博士とルイス・バクスター博士は，
Positrone Emission Tomography（PET）を用いて，OCD を持つ人の
眼窩前頭前野に過剰な活動が認められることを示しました（Schwartz
and Beyette, 1996）。この研究の興味深い点は，薬物療法または認知行
動療法を実施したときに，その脳の部位に起こっていた過活動が減少し
たことです。さらなる知見が必要ではありますが，「あなたのせいでは
なく，OCD のせいなのだ」ということを OCD を持つ人に気づいても
らえる興味深い調査研究です。OCD は脳の問題であり，治療ができる
のです。

　神経伝達物質の不均衡な状態も OCD と関係があります。セロトニン
は重要な神経伝達物質で，神経細胞間の伝達を可能にしている化学的な
メッセンジャーです。感情，攻撃性，衝動，睡眠，食欲，体温，痛みな
ど多くの生物学的なプロセスをコントロールする役割を果たしていま
す。脳内の神経細胞におけるセロトニン量を増加させる薬物は，OCD
を持つ人の強迫観念や強迫行為といった症状を改善します。セロトニン
の不均衡は，うつ病や摂食障害，自傷行為や統合失調症などと関連づけ
られています（Yaryura-Tobias and Neziroglu 1997）。

　子どもの OCD の場合，PANDAS（Pediatric Autoimmune Neuro-
psychiatric Disorder Associated with Streptococcal Infection：小児自己免
疫性溶連菌関連性精神神経障害）と呼ばれる溶連菌の感染と関係してい
る場合があります。他の自己免疫疾患ではシデナム舞踏病（Sydenham's

chorea），リウマチ熱，狼瘡などもOCDを引き起こすことがあります。研究では，視床下部の病変や頭部外傷や脳腫瘍との関係も示唆されています。これらは稀なもので，多くのOCDは発症前に特定の病変を同定することはできません（Jenike 1998）。

　調査研究では，OCDに関与する遺伝要因を明らかにする取り組みが行われています。特定の遺伝子の変異や複数の遺伝子の組み合わせが人にOCDを発症しやすくすると言われています。1930年から実施されている研究では，研究対象とした症例の20 〜 40%の血縁者にOCDの傾向があることを見い出しました（Yaryura-Tobias and Neziroglu 1997）。小児発症のOCDの場合，より遺伝子的なつながりが見られます（Geller 1998）。さらに，OCDの親族にはより高い確率でOCD，トゥレット症候群，チックの人が多いということも明らかになっています（Alsobrook and Pauls 1998）。

　神経生物学的な違いは，OCDを持つ人の強迫観念に対する脆弱性をいっそう高めてしまうのです。多くの研究によれば，ほぼすべての人が，侵入的で自分では望まない，受け入れがたい思考を時々は持つものだと言われています。OCDでない人の侵入的な思考は，OCDを持つ人の侵入的な思考と基本的に違いがありません。

　違いは，その思考に対して意味や重要さを見い出すかどうかという点です。多くの人は苦痛に感じる思考を経験しても，それを客観的に分析し，ほぼ瞬時にそれを受け流しています。しかしOCDを持つ人にとっては，その思考が存在するというだけで，非常に重要で強力な意味をもたらします。どういうわけか魔術のように，その思考を持っただけで，何か悪いことを起こしてしまうと感じるのです。また，その思考に関連した危害を防ぐために，自分に多大な責任を感じる傾向もあります。この責任が組み合わさることで，侵入的な思考を受け流すのが難しくなってしまいます。それにより，思考に関した不安や苦痛は強まります。受け入れられない思考を抑圧しようとする努力は，むしろ，その思考をよ

り大きくして，逆効果となります。その結果，それが無意味な思考であっても，常にコントロールができない感じがするために，ひどく煩わしくなり，苦痛が引き起こされます。私たちは誰でも，何かの歌が頭の中で何回も繰り返されるのを経験したことがあるでしょう。それがどんどん大きく，長くなって，一生終わらないということを想像してみてください。

　不安および侵入的な思考や強迫観念を抑えようとする努力は，非常に強固な強迫観念と強迫行為のサイクルを導きます。強迫行為が将来の強迫観念と強迫行為を保証し，サイクルが永続していきます。OCDを持つ人は強迫観念が引き起こす不安や苦痛をぬぐい去るために強迫行為を行います。このような行動や思考は，厄災を防ぐためであり，自分が責められたり責任を取らされたりすることを避けるためであり，物事を正しくするためであり，またはその思考を追い払うために行われます。OCDを持つ人の多くは，その儀式がその目的を果たさないことを少なくともある程度は知っています。これを知っているために，より多くの苦痛や不安，恥や当惑などが引き起こされることになります。

　時が経つにつれ，強迫行為は不安を軽減する能力を失っていきます。今まで通りの確認と洗浄行為では，同じレベルの安心を得ることができないため，より頻繁に確認し洗浄しなくてはならなくなります。シャワーの時間はより長くなり，決まったルールで行わなくてはなりません。強迫観念による不安を和らげるために，外出前にはより多くの項目の確認をしなくてはなりません。侵入的思考が玄関を通り抜けるときに出てきた場合，ドアの片側を2回叩くだけでなくドアの両側を3回叩くようになるかもしれません。強迫行為はより複雑に，多大な時間を取るようになります。強迫観念と強迫行為は，様々な方法で変化し，展開し，多様になっていきます。1つの強迫観念を緩和するために確認を行っているときに，他の脅威が起こる可能性が頭をよぎったとします。すると，確認しなくてはならないことが1つ増えます。強迫観念に基づ

く不安と予測が強迫行為のリストを増やしてしまうのです。ある状況下で手を洗わなくてはならない場合，他の状況でも同様に危険を感じたとしたら，その場所でも手を洗わなくてはなりません。1つの恐怖対象が消えても別のところで不安や恐怖が再び湧いてくるかのようです。時間が経つと，理由なく，確認は重要な意味を持たなくなり，汚染恐怖や清掃の儀式に取って代わられます。

　繰り返しますが，OCD を持つ多くの人は，少なくとも時々その心配や恐怖は意味がないと理解しています。しかし，OCD のエピソードの最中には，疑いが強まり，不安の内容は真実で重要であると感じるのです。確認や洗浄，物を順番に並べることに，圧倒されんばかりの重要性を感じます。絶対的な確かさを求める必要性が心を支配しています。強迫行為は，実のところ強迫観念からの不安や苦痛を緩和するだけではなく，不安を増大させてもいます。強迫行為を行うことは，OCD を持つ人にとっては，必要性がなく，時間を浪費させ，不合理的で意味のない，恥ずべき行動をしていると自覚することでよりいっそうの不安を感じさせます。

　疑いと不確かさは強迫観念を大きくし，強迫行為を積極的に行わせます。しばしば，強迫行為は，大切な人から安心を得るために質問と言い訳をし続けるという形になることがあります。これらの強迫行為は見つけることが難しく，コントロールが最も難しいもののひとつです。

子どもの OCD

　一生のうち，人口の 2.5% が OCD を発症すると言われています。子どもの有病率は 0.5 ～ 1% です。発症の平均は 10.2 歳です。そして，男子のほうが女子よりも早期に発症します。2/3 の人が初めての OCD 症状を 25 歳以前に経験しており，多くは 9 ～ 13 歳の間に経験します（Niehous and Stein 1997）。大人の OCD の約半数は，子どもの頃に発

症しています（March and Mulle 1998）。しかしながら，多くの人はすぐに援助を求めようとはしません。今日では，精神疾患に対する理解や知識が一般的に広がり，効果的な治療の提供が可能となっているため，先に述べた統計の結果は改善していることでしょう。

　多くの子どもたちにとって，最初の強迫観念や強迫行為の症状は軽度なもので，生活にあまり支障をきたしません。一方で，発症が急激に，まるで一晩のうちに起こる場合があります。このような場合は，医師はPANDASを疑うかもしれません。しかしながら，子どもはしばしば強迫観念と強迫行為を秘密にします。子どもがどうしようもなくなって儀式を隠しきれなくなったときに，とうとう親に見える形でそれが現れます。すると，実際には緩やかな経過をたどっていても，OCDの発症は急激な経過として見えるかもしれません。OCDを持つ人がこれまでの過程を振り返っていくと，特定的な引き金を同定できる場合があります。例えば，愛する人の死や両親の離婚，病気や引っ越しや転校などです。しかしながら，多くの人は最初の症状を経験した際のトラウマや困難な出来事を特定することはできません。実際，誰もが苦痛を伴う人生の出来事に遭遇はしますが，多くの人はOCDや他の不安障害を発症しません。どうやらOCDは脳自体に原因があるようで，脳以外から来ると考えるのは難しいようです。ストレスのたまる出来事は，すでにOCDに「つながっている」脆弱な人に対してのみ，OCDの引き金になるようです。

❖ PANDAS

　OCDを持つ子どもの中には，小児自己免疫性溶連菌関連性精神神経障害（Pediatric Autoimmune Neuro-psychiatric Disorder Associated with Streptococcal Infection），つまりPANDASによる場合があります。これはA群溶連菌の感染，または溶連菌による咽頭炎から発症します。溶連菌感染自体が最悪の原因というわけではありません。問題は感染

に対する身体反応です。身体は戦うために抗体を作ります。遺伝子的にOCDやチックになりやすい子どもは，この抗体が脳の基底核を攻撃し，OCDの症状やチックを引き起こします。PANDASは3歳から思春期までの子どもに多く起こります。最初のエピソードは急性の溶連菌感染が起きた数カ月後に始まります。それ以降のエピソードは，別の感染が起こった数日後から数週間後の間に起こります。

　子どものPANDASは急激な症状の始まりがあり，その後に完全に寛解します。そのパターンが数回起こります。他の神経学的症状としては，チック，多動，筆跡の変化，洋服のタグなどの物に触れたことに対する敏感さ，易刺激性，気分の変化，数学的な能力の低下，落ち着きのなさ，衝動，注意力の低下，分離不安などが現れることがあります。時々，しかめっつら，不器用，震え，足や腕などに無意識的で不規則な動きなどの舞踏病に似た症状が起こることがあります。PANDASの治療は迅速な診断の下，主に抗生物質による溶連菌の治療をすることです。症状は治療により改善しますが，症状が残る場合もあります。OCDをすでに発症している場合，その後の溶連菌感染はOCDの症状を悪化させることになります。

OCDの秘密の世界

　他の精神疾患よりも，OCDを持つ人は自分の症状に羞恥心や戸惑いを強く感じながら生きています。OCDの症状の特徴は，他人や，時には最も近しい家族のメンバーからも症状を隠す傾向がよく見られます。中には自分の儀式を上手に隠している人もいます。強迫観念と強迫行為の秘密の世界に住んでいるのです。親しい人にはその世界の一部を見せようとしますが，それでも多くの場合，最も恥ずかしい儀式を見せようとはしません。

　儀式を秘密にするために，多大なエネルギーが必要となるでしょう。

第1章　OCDの定義　　25

就寝する前や外出する前に台所の道具を確認するという女性は，コンロを確認するとき，家族に「私は不注意だから，コンロに火が点いていないか何度も繰り返し確認しなければならない」という自分の恐れについて話さないかもしれません。シャワーに長い時間をかける人は，詳しい内容について話したがりません。自分の身体の部分を決まった順番に洗い，それを決まった時間だけやらなくてはならないことを他人は理解できないだろうと恐れるからです。自分の強迫観念と強迫行為を家族に話すときでさえ，すべてを話しているわけではありません。部屋の中の確認行為は忘れ物を取りに行くふりをして，忘れっぽいように装っている場合があります。汚染に関する強迫観念を持っていることをごまかすために，わざと自分の手を汚して，長い時間をかけて洗うことの言い訳にしている場合もあります。

❖ OCDを理解することが家族を自由に解き放つ

　しばしば，家族全体が秘密を守ろうとしていることがあります。家族メンバーは，強迫行為を乗り越える手助けができる，少なくとも症状をコントロールできるまでは家庭内にとどめておこうと考えているかもしれません。初めは，愛する人を助けられているように思えるかもしれませんが，OCDの症状は時間が経つにつれて悪化します。そして結局，その人の生活も家族の生活もどんどん蝕んでいきます。家族のメンバーは洗濯の回数を増やしたり，特別な石鹸や掃除道具が欲しいという要求に応えたり，家にある"危険"なものを取り除いたりして愛する家族を助けようとするかもしれません。残念なことに，それらの助けはOCDの症状を助長するだけです。OCDの儀式を終わらせるためにより長い時間とエネルギーを費やすようになると，それに反比例して楽しい活動に費やす時間やエネルギーがなくなります。結果として訪れるのは孤独であり，孤立です。OCDを持つ大切な家族の一人に他の家族のメンバーが生活を合わせようと試みると，彼らは社会から引きこもることに

なり，孤立するかもしれません。

　一連の行動の背景にある内側からの強制力をあなたが理解するまでは，OCDを持つ家族の一員に対するあなたの反応を変えることはできません。健全な考え方と受容的な雰囲気は，誰が敵であるのかを家族に教えます：敵はOCDという病気なのです。

OCDの経験

　この本では，OCDと共に生きている数多くの家族の話を書いています。チェリー・ペドリックと彼女の家族以外は，実際の家族の例をいくつか組み合わせながら描写しています。彼らはこの本を通して重要なことをお伝えするのに役に立ちます。では，その家族たちをご紹介しましょう。

❖ロバート一家

　仕事に行こうとしたある日のこと，デノン・ロバートは玄関のドアの鍵を閉めていないかもしれないという考えにとりつかれました。彼は車で引き返して，ドアを確認しました。鍵はかかっていました。彼はその出来事について数カ月くらいは何も考えませんでしたが，ある日を境に玄関のドアがしょっちゅう気になるようになりました。デノンは家に戻ってはドアを確認したために，1週間に何度も遅刻するようになりました。彼はコンロや他の機器，コンピューター，電気，カミソリのことなども心配するようになりました。つけっぱなしだったらどうしよう？火事になるかもしれない。ある日，デノンの妻のアリシャは激怒し，彼が家から外出する前にすべての確認を手助けしました。これは彼の不安を減らしてくれました。これで，誰かが家に入って火事になったとしても，彼は責められずに済みます。アリシャはデノンが外出した後に自分の仕事へ出かけるよう，予定を変更しました。アリシャは，家の中のす

べてのものを確認してから出かけるとデノンに約束しました。アリシャ
はデノンの OCD に戸惑っていました。4 年前に結婚したときにはこん
なふうではなかったからです。彼女は，子どもができるまでにはよく
なって欲しいと願っています。

　仕事場から帰るというだけでも大きな負担が生じるようになりまし
た。デノンはコンピューターとラジオの電源が切れているかを確認しま
した。ついにある日，恐怖を解消するために，電気のプラグを外すよう
になりました。そして，プラグを触って確実にプラグが外れているか確
かめるようになりました。デノンは車から外に出るのも困難になりまし
た。彼は車を止める際に毎回ブレーキをかけ，本当に安全かどうかを何
度も確認しました。ドアの鍵を閉めたかどうかを心配し，車を停めた後
には大抵，最低 1 回は車に戻って確認をしました。

❖ジェイコブ一家

　マリリンとハロルド・ジェイコブが結婚した当初は，マリリンの
OCD は軽度でした。しかし妊娠のたびに，OCD は悪化していきまし
た。OCD 体質の女性にとっては，妊娠期間中に OCD が明らかになっ
たり，悪化したりすることがあります。幼い 3 人の子どもを持つと彼女
の OCD は手に負えなくなり，結婚生活がうまくいかなくなっていきま
した。マリリンは，昼夜を問わずほぼすべての時間を家の清掃や洗濯，
または入浴に使い疲れきっていたので，家族のために時間を割くことが
ほとんどできなくなりました。彼女は家族が外の世界から持ち込んだ汚
れや細菌に汚染する可能性を取り去るために，床や壁，台所用品を何時
間にも渡り，何回も，疲れ果てるまで拭きました。

　マリリンの恐怖は，汚染している可能性のあるすべての物を家から除
去しなければ子どもを傷つけることになるという罪の呵責に駆られると
いうものでした。コンピューター技術者の夫・ハロルドが家に戻ると，
マリリンは毎日家の手前にある駐車場ですべての洋服を脱ぐように要求

しました。そして夫は手と足を水と漂白剤で洗い，マリリンが彼の洋服を洗濯し「汚染除去」を行っている最中にシャワーを浴びるのでした。日々の日課は面倒なものでしたが，家族にとって受け入れられるものになっていきました。このパターンを拒否したり，完璧に日課をこなさないとマリリンは激怒しパニック症状が起こりました。平和を保つために，夫は彼女に従いました。

❖スミス一家

　ロバート・スミスとドロシー・スミス夫妻はOCDにかなり精通していました。ロバートは子どもの頃から強迫観念に悩まされており，すべてのものを均等にし，順序通りにしたいという衝動がありました。認知行動療法（cognitive behavioral therapy：CBT）が効を奏して，今では軽度の症状しかありません。彼らの娘であるジョアンが強迫観念について話し，持ち物を何度も確認するようになると，彼らはそれがOCDの症状であることをすぐに認識しました。ジョアンは両親に自分の間違いや何かを忘れていないか，そしてお祈りの仕方のせいで何か悪いことが起きていないか確認を求めました。

　高校を中退してから，ジョアンは実家で生活し，給料の安いアルバイトをいくつかしました。彼女は不安や確認行為のせいで，長く仕事を続けることができませんでした。両親はジョアンが一生自立できないのではないかと悩みました。ロバートは自分自身にOCDの経験があったので，娘が必要としている深い関わり方に難しさを感じていました。例えば，ロバートは娘の症状を引き起こす状況を避けることで娘をOCDの症状から守っていました。

❖パーク一家

　25歳のときに，ジーン・パークは結婚して家族を持ちたいと思いましたが，そんなことはできっこないと絶望していました。彼の人生は誰

も助けることができなくてとても複雑だと思っていました。大学は何とか卒業しましたが，仕事を続けることは困難でした。雇い主たちは，彼の細部に対する注意力に驚きましたが，彼が仕事が遅く，決断力に欠け，執拗な確認をすることに苛立つようになりました。プレッシャーがかかる状況ではもっと緊張してしまうため，彼はすぐに他の仕事を探すことになりました。自宅では，ジーンは何時間も無駄に細かく器具や電気コードの安全性を確認し，紙幣や書類が正確であるかを確認し，夜にはドアと窓がきちんと閉まっているか確認します。簡単な決断でも手助けを得るために，兄のスタンによく声をかけました。

❖ゴンザレス一家

この世の中で恐ろしいものを探すことは難しくありません。ホセ・ゴンザレスの妻・リタは，夫が感じている恐怖の対象は存在しないと保証を与えることは非常に難しいことに気づきました。一般家庭でよく使われる化学薬品やスプレーが危険であると地元ニュースで聞くと，ホセは自宅や駐車場で使う殺虫剤，肥料，清掃用品の中からそれらを排除することを要求しました。妻には整髪料，化粧品やビタミン剤を使うことにも警告しました。彼にとってはそれらは毒であり，即座に家族の健康に害を引き起こすと感じました。重症急性呼吸器症候群（SARS）や炭疽病についてのニュースが流れると，外出を怖がるようになりました。

化学用品や清掃器具に関連する危険性についての情報収集をしていないときには，ホセは物を順番通りに並べていました。ホセはすべてのものが1ミリの狂いもなく正しい場所にないといけないと主張していました。ホセは大学生でしたが，鞄の中身の順番を何度も確認するために週に何日も授業に遅刻していました。

❖デラニー一家

清掃や手洗いやシャワーの儀式，これらがマリオ・デラニーの人生の

ほぼすべてでした。彼が成長するにつれて，彼の OCD の儀式は家族の生活の一部にもなりました。彼は 35 歳でいまだに両親であるルイスとローズと同居していました。彼は家業を手伝い，特に書類管理を担当しています。マリオはこれ以外にも仕事ができるはずなのですが，書類管理の仕事は，客と関わることで汚染される恐怖を避け，手洗いをせずに済む助けになっていました。彼は，外出したり，家族以外の人と交流しようとせず，自分の殻に引きこもりました。彼は儀式に忙しく，OCD を家族以外の人に対して秘密にすることを考える余裕などありませんでした。

　マリオは OCD という世界の中で孤独ではありませんでした。年を追うにつれ，家族は些細なことから頻回な巻き込まれと再保証の要求による OCD のサイクルの一部となっていきました。ついに，両親や兄妹の説得でマリオはもう一度自分を変えることに挑戦していく決断をしました。OCD のせいで多くのものを失った彼は，OCD が許す以上に自分の人生にもっと多くのものを望みました。家族は治療での努力や進歩を支援し，マリオ自身が巻き込み行動に気づけるようになり，OCD と関わるうえでの新たな方法を見つける必要性を訴えるようになりました。OCD に対する新たな理解が家族に生まれると，OCD に対決を迫られても支援的，かつ治療的な介入ができるようになりました。

❖チャンドラー一家
　サンディ・チャンドラーは，雑誌や本，新聞の収集に何年も費やしてきました。収集した物は迷路のように置かれ，床から天井まで積み上げられていました。彼女はどんな本や月刊誌でも，瞬時に見つけることができると言っていました。サンディは猫も集めていました。100 匹近くになり適切な世話ができなくなると，近所の住民から匂いや猫が庭をうろついていることに苦情を言われるようになりました。サンディの家族は，猫に他の飼い主を探し，去勢をし，この溜め込みから抜け出る助け

を求めるように説得しましたが，うまくいきませんでした。遂に動物管理局が介入することになりました。

❖ リオン一家

メリンダ・リオンの OCD は，ここで紹介した OCD で苦しむどの人よりも重篤な OCD 症状を経験していました。50 歳になる頃，彼女は高齢の両親と共に実家で暮らしていました。両親は彼女がたくさんの儀式を行うのにひどく巻き込まれていました。彼女のほとんどすべての行動の前に，入念に数を数える儀式がありました。彼女に食事を始めさせるために両親も儀式に参加しました。彼女は決まった店で買ったほんの数種類の食べ物しか口にしませんでした。彼女の部屋と洗面所の汚れを除去するために特別な洗浄用品を買っていました。メリンダの両親は，自分たちが死んでしまったり，世話できないほど年老いてしまったらメリンダはどうなるのだろうと心配していました。

❖ ピータース一家

リンダ・ピータースは，毎朝，または学校や何かの活動から帰宅した際，またベッドに入る前にもシャワーを浴びることで多くの時間を取られていました。自宅から 320 キロ離れた大学でルームメイトと一緒に寮に入りたいという考えが，ついにリンダに OCD に挑戦したいという思いを抱かせることになりました。両親のジョアンとメロディは，リンダがしょっちゅう手洗いとシャワーを浴びることを心配し，変化を起こそうと試みていました。以前，リンダは OCD に立ち向かうことにあまり興味はありませんでしたが，自立して大学に行きたいと望むことが動機となっています。リンダも両親も，OCD からの回復は家族の優先事項だと考えています。

❖チェリー・ペドリックと彼女の家族

　1999 年，チェリー・ペドリックはブルース・ハイマン医師と共に『The OCD Workbook』を執筆しました。彼女は OCD から回復しつつあり，生涯をかけて回復の過程を歩んでいます。彼女やその家族がいまだに「回復途中」にいると考えることに驚かれるかもしれませんが，それは重要な概念なのです。暴君である OCD から逃れ，この暴君の支配下に自分を置かないために，警戒心が重要な要素となります。OCD は大抵の場合，心の片隅に潜伏し続けており，奇襲をかける機会を待ち構えています。今でも，チェリーはきちんとできたかどうかの確認や人に危害を加えていないかについて安心させて欲しいという衝動を感じています。夫や息子は，時々この意味のない質問に受け答えをしなくてはなりません。この本では彼女の家族がどのようにして OCD に向き合ったのかについての情報を共有しています。今，彼らは健康的であり，幸せで満ち足りています。チェリーが OCD と最初に診断されたときに書いた詩でこの章を締めくくりたいと思います。回復にむけて努力してきた彼女を支えたすべての人に向けて，彼女の気持ちを表現したものです。

私はクレイジーじゃない

チェリー・ペドリック

私はクレイジーじゃない，本当にそうなの

時々変な行動をすることはわかっているけれど

質問をしすぎていることはわかっているけれど

ドアが閉まっているとわかっているのに，

私が車で戻ってくる姿をあなたは見ていた

もう一度……ドアが閉まっているかを確認するために

もう一度……でも私はクレイジーじゃない

彼女の手は真っ赤っかでズルムケ
ひざの間かうしろに廻してその手を隠している
でも，彼女はまだ本当に手がきれいかどうか心配
「私，ドアノブに触っちゃった。素手ではなくて。もちろん，袖を使って。
でも今度はその袖を触ってしまった」
彼女はまた手を洗わなくてはならないの
でも彼女はクレイジーじゃない

「入らないで。あっ，いや，入っていいよ。
でも，中は見ないで。ひどい家だと決めつけないで」
彼は自分の部屋にたくさんの紙や雑誌や
新聞が散らかっていることを知っている
でも彼は 1962 年からの税金の書類がどこにあって
公共料金の書類も……キャンセルした小切手がどこにあるかも知っている
でも彼はクレイジーじゃない

彼女はドアを通り抜けた。でもそれをちゃんとできなかった
彼女はそれが 8 回目だと知っている
「あと 1 回。ちゃんとやらなくてはいけないの」
もしちゃんとやらなかったら，彼女のママに何か起こるかもしれない
でも彼女はクレイジーじゃない

あなたが私に話しかけると，私の頭の中はあっちこっちに行ってしまう
あなたが私を変な目で見るので，
私は考えをひとつにまとめ，あなたの言葉に集中しようとする
でも私はあなただけに集中することはできない
私の頭の中は心配と恐れで満ちている，そしてそれらを手離せない
でも私はクレイジーじゃない

私たちはクレイジーじゃない，本当にそうなの
私たちはその考えや行動が普通でないと知っている
つじつまもあっていない
でも，とにかくそれをやってしまう
「クレイジーな」人たちはつじつまが合わないということを
知っているだろうか
クレイジーな人は変だと知らずにその行動をする
彼らは睨まれたり，陰口を言われていることを知らない
子どもたちの笑い声に気づかない
家族の不安そうな顔に気づかない
おお，知らない人はなんと幸せなことか，
心配しない人はなんと幸せなことか
確かめたり，洗ったり，溜め込んだり，儀式をしたり，心配したりすることを，
やめたいとずっと望まずにすむ人はなんと幸せなことか

でも，私たちはやめたいと思っている人々
私たちはあなたたちのように「普通」になりたいと思っている人々
こんな苦しい考えのない日が来るのを夢見ている
私は鍵を心配せずに家を出る
彼女はドアを一度だけしか通らない
彼の部屋はきれいになって，彼女の手は元通り
私の頭の中は心配や恐怖で一杯にならない

これは夢なんかじゃない
精神療法に薬物療法，祈って，神の手にゆだね
私の夢は叶った。そう，もう少しのところまでたどりつけた
私はまだ少し変なことをするし，時には心配もする
でもみんなにもそんなときはあるでしょう

私は睨まれたり，こそこそ何かを言われたり，
心配そうな顔や笑われたことを覚えている
日に日に，その記憶はだんだんと薄れていく
でも，私は優しい支えや暖かな励ましをよく覚えている
誘惑に負けないという強い決意を
儀式をしたり，やめたりとふりまわされるのはもうごめん
とうとう自分の行動や考えがおかしく思えるようになったとき，
愛する人たちも一緒に笑ってくれたのを覚えている
ほんの小さな成功へのステップだったとしても，
彼らは私の成功を一緒に喜んでくれた
私が一番覚えていることは，彼らの愛と祈り
私ができないときに彼らは祈ってくれた
彼らは私が自分自身を愛せないときに私を愛してくれた

私はOCDという奇妙な病について多くの人の代わりに語っています
私を支えてくれた人，そしてOCDを持つ人とその人を支えている人に
感謝します
あなたがいなければ，回復はもっと遅かったと思う
私たちは回復を求めなければ，希望を失ってしまうかもしれない
そこで笑い，変な目でじろじろ見ている人
あなたに言います
「私はクレイジーじゃない」

まとめ

　OCDは神経生物行動的障害です。それは，脳内の化学伝達物質の異常と脳の回路の異常，そして思考と行動の学習パターンの機能不全が存在するということを意味します。この障害に苦しむ人々の特徴として挙

げられるのは，自分の行動が大切な人にとって奇妙で恥ずかしいもの
だと知っているので，いたたまれない気持ちでいるということです。
OCD の知識を持つことが回復への第一歩となります。

　OCD を持つ人のケアをするあなたが戸惑ったり，恥ずかしいと感じ
たりすることもあるかもしれません。希望が持てず，イライラしてい
ることでしょう。おわかりでしょうが，あなたやあなたの家族だけが
OCD で苦しんでいるのではありません。OCD に対する健全な反応に
ついて理解することが，OCD に苦しむ人を助ける初めの一歩になりま
す。どうしたらよいかわからないために，あなたは苛立ちや失望感を感
じていることと思います。よりよい支援の方法を知っていけば，これら
の感情はあなたの家族にとって，新しい将来への希望に変わっていくこ
とでしょう。

第2章
OCDの治療

　長い間，OCD で苦しむ人はそのことを秘密にしてきました。そして
たとえその秘密を他人に打ち明けたとしても，適切な治療を受けること
はできませんでした。今日では，精神神経に関する研究の発展により，
医療関係者から一般の人まで，OCD の理解を大いに深めることができ
るようになっています。OCD の人々が表舞台に出てくることで，人々
は，OCD が十分治療可能な病気であることを発見しました。何百万人
に及ぶ OCD を持つ人々が OCD から自由になり，生産的で満足のいく
人生が歩めるのだと気づいています。

　臨床研究では，認知行動療法（CBT）と選択的セロトニン再取り込み
阻害薬（selective serotonin reuptake inhibitors：SSRI）が最も効果的
な OCD の治療であることが繰り返し示されています。この両者は共に
効果的ですが，CBT は薬物療法よりも大きなメリットがあります。そ
れは効果が持続するということです。薬物療法は中止すると効果がなく
なるのに対して，CBT は治療が終わっても効果が持続するのです。薬
物療法は，CBT を実施する際に，強迫観念を和らげて，CBT に参加し
やすくさせるため重要な役割を持ちます。

　この章では OCD に対する薬物療法と CBT について簡単に紹介をし
ていきます。多くの書籍が OCD に対する CBT と薬物療法の原理につ
いて述べています。より明確に知りたい場合は，巻末の参考資料のセル

フヘルプに関する本のリストをご参照ください。

薬物療法

　薬物療法は OCD の治療において重要なもののひとつです。OCD は神経生物行動的な問題であることを覚えておられるでしょうか。研究者たちは生物学的な要素を調査して，強迫観念や儀式を形成する衝動を弱めるのに効果的な薬物を開発しました。しかしながら，薬物療法は OCD の症状を完全には消してくれません。時に，薬物療法を開始すると，CBT は必要ないと考える人もいます。たしかに薬物療法は症状の力や頻度を減少させはしますが，CBT の原則を適用しないと OCD により学習された行動としての「習慣」がしばしば残ってしまうのです。薬物療法は，OCD の症状を減少させる明確な効果がありますが，OCD の症状とうまくつきあい，通常の生産的な生活をどうやって送るかについては，部分的な答えしか提供しないと考えるのが適切でしょう。

　一方で，軽度から中程度の OCD で，高いモチベーション（やる気）を持つ人にとっては，薬物療法なしで CBT のみを実施することが適切と言えます。症状が重症である，または患者が CBT に参加することに拒否的であったり，強い不安を抱えていたりするときには，薬物療法と CBT を組み合わせることが一般的な選択肢となります。この場合，薬物療法が先に開始されます。そして症状が少し軽減してくると，CBT にもよりよく反応するようになります。一般的に以下の場合には薬物療法が考慮されます。

- OCD が中程度から重度である場合
- CBT を実施することに抵抗がある場合
- 複雑な状況，重度のうつ病，またはパニック障害を合併している場合
- CBT に難しさを強く感じる場合

第 2 章　OCD の治療　　39

・住んでいる地域で CBT を受けることができない場合

　セロトニン再取り込み阻害薬（serotonin reuptake inhibitors：SRIs）
と SSRI は抗うつ薬ですが，OCD の治療薬として用いられています。
これらの薬は OCD の症状を減少（軽減）させるだけでなく，うつや不
安に対しても効果的です。SSRI は，脳の神経細胞の連絡経路である**シ
ナプス**（の小間膜）で利用可能なセロトニンを増やします。脳の重要な
部位にある神経細胞間での活動電位や情報の伝達を改善させます。クロ
ミプラミン（アナフラニール）は古いセロトニンの再取り込み阻害薬で
あり，OCD 患者にとって重要な神経伝達物質であるノルエピネフリン
にも作用するという点で異なっています。

　OCD の治療に用いられる薬物は，クロミプラミン（アナフラニー
ル），フルオキセチン（プロザック［日本未発売］），フルボキサミン（ル
ボックス，デプロメール），パロキセチン（パキシル），セルトラリン
（ジェイゾロフト），シタロプラム（セレクサ［日本未発売］），ベンラ
ファキシン（イフェクサー），そして最も新しいものとしては，エスシ
タロプラム（レクサプロ）があります。OCD の症状に改善が見られる
までに，6 〜 12 週間かかります。身体には個人差があり，SSRI の中に
も多少の違いがあるため，その人に合っているものを見つけるまでに 2
つ以上の薬剤を試すことがあります。処方している精神科医が重度な副
作用のために中止した場合を除き，適切な期間，1 つの薬物療法を試す
ことが大切です。時に SSRI 単体では改善が見られず，新たな薬物療法
が加えられることがあります。

　では，どのような効果が期待できるでしょうか？　OCD は急に消え
るでしょうか？　OCD を持つ人がある朝目が覚めると，心配が何もな
く，落ち込んでおらず，幸せな気持ちになっているでしょうか？　おそ
らく，それはないでしょう。大抵の場合，効果は徐々に現れます。チェ
リーが初めて OCD とうつに対して薬を服用した後のある日，鏡を見る
と確実に目の色が変わっていると気づきました。目が輝き，緑色だった

目の色がより濃くなったように見えました。もちろん，色自体は本当には変わっていませんが，うつうつとした表情が和らいでいたのです。彼女の目はにこやかでした。数週間後にうつと不安は徐々に改善していきました。「にこやかな目」を見たその日に，チェリーはきっとよくなるという希望を持ち始め，OCD と戦う力を与えられたように感じました。強迫観念はありましたが，その強さは弱まっていました。確認行為をしたいという衝動はありましたが，この衝動を抑えることを身につけることができるんだという自信をより感じることができました。チェリーは OCD について学んだり，OCD に反撃したりするために必要な戦略を試すことに対する用意ができていました。

　薬物療法は OCD の症状を減少させ，CBT を用いて治療することを容易にします。薬物療法はうつと不安を減少させ，回復し，人生をよりよく生きることへの動機づけを高めてくれます。薬物療法で変化が見られる人にとっては，薬物療法を継続することが適当です。CBT を受けていない人で，薬物療法を中止した際の再発率は 80 〜 90％です（Yaryura-Tobias and Neziroglu 1997）。しかしながら，妊娠などの様々な理由で薬物療法を中止せざるを得なくなっても，CBT を学ぶことで症状にうまく対処できるようになります。

　薬物療法を継続するかどうかは，厳密な医学的判断ですので必ず精神科医やカウンセラーと相談してください。性格とは関係ありません。ですので，薬を飲むことが「弱い」とか「精神的な強さに欠ける」などと考えることは全くありません。生物学的な理由が強く作用している場合は，薬物療法がより重要な役割を果たすことがあります。

認知行動療法（CBT）

　CBT と薬物療法は OCD の治療の選択肢となっていますが，なぜ CBT なのでしょうか。単純に言うと効果があるからです。従来，他の

第 2 章　OCD の治療　　41

治療法も試されてきましたが，CBT が効果的な治療法であることが調査研究で証明されたのです。もっとも，CBT ならどのようなものでもいいというわけではありません。CBT という名前の治療プログラムであっても，必ずしもそれが OCD に適切だというわけではありません。CBT はいろいろな問題，例えば不安，怒り，うつ，注意欠如多動性障害（Attention Deficit Hyperactivity Disorder：ADHD），疼痛，および学習障害（Learning Disability：LD）などの治療に用いられます。疾患の領域ごとに違った CBT の技法が用いられます。

　認知行動療法は 2 つの治療技法を合わせたものです。**行動療法**は，人が持つ特定の問題行動を変化させるのに役立つ戦略です。OCD の治療の基盤が，行動療法を用いて**曝露と儀式の妨害**（曝露反応妨害法すなわち exposure and response prevention：ERP または E/RP）に焦点を当てる行動療法です。恐怖や不安感，苦痛をもたらす状況をわざと経験させ，いつも通りの儀式をしないという方法です。**認知療法**は，苦痛を伴う思考や間違った信念を吟味し，それを変えることを助ける戦略です。感情や行動は，私たちがどのように環境や状況を解釈するかで決まる面があります。認知的な戦略では，状況を評価し，どのようにして肯定的に反応するかの方法を学習します。OCD の治療に関しては，認知療法単独で高い効果があるという結果は示されていませんが，認知療法と行動療法の戦略は互いに補いあう関係です。私たちがどのように考えるかは，どのように行動するかに影響を与えます。そのため認知を変えることは行動を変化することを助け，支えとなるのです。

　CBT は，OCD を持つ人々に，OCD の症状への上手な対処に必要な手法を提供します。限られた時間だけ限定的に治療するというよりは，生活スタイルを変化させると捉えるのが一番よいでしょう。CBT の戦略を OCD に対するサバイバルスキルとして捉えましょう。

❖曝露反応妨害法（ERP）

　ERP では，不安や恐怖，また苦痛を起こす状況に自発的に曝露することを含みます。はじめ，OCD を持つ人はかなりの不安を感じますが，自然に生まれ持った中枢神経の仕組みの中で起こるプロセスの力で，やがて**馴化**が生じて不安は自然に治まります。恐怖を感じている物や状況へ繰り返し長時間向き合うことによって，人の神経細胞はそれに慣れる，または馴化を起こします。ERP の２つ目の要素は，**儀式を妨害する**ことです。この儀式妨害とは，恐怖を感じる状況に立ち向かっているにもかかわらず，不安を消し去るために用いているいつもの儀式を行わないということです。はじめは，OCD を持つ人はその儀式を遅らせたり，短くさせたり，儀式を変えたりするかもしれませんが，最終的なゴールは儀式の必要性をなくすことであり，儀式を完全にやめることです。

　あなたの大切な人がすべての儀式をやめるという想像をするのは難しいかもしれません。それは，短時間で到達する必要のあるゴールではありません。セラピストはまず OCD を持つ患者に強迫観念のリスト，強迫行為のリスト，そして OCD のために回避している状況や場面のリストを作ってもらいます。次に，患者は恐怖を感じている状況の階層表，つまり恐怖を引き起こすもので，弱いものから強いものを順に並べたリストを作ります。そして患者は，まず軽度から中程度の恐怖を感じる状況に取り組み，だんだんと強い恐怖を感じる項目に進んでいきます。もちろん，すべての恐怖の状況を作り出せるわけではありません。例えば病気になるのではないかという強迫観念や他の人に危害を加えるのではないかという恐怖については，**想像上の曝露**を用いて行われます。これは，長期間に渡り，繰り返して恐怖の状況をはっきり思い浮かべることが重要なため，そのシナリオを録音して繰り返し聞くことをします。

　もしあなたの大切な人が OCD への適切な治療を受けているとしたら，**曝露反応妨害法（ERP）**や**認知行動療法（CBT）**はよく聞く言葉

第2章　OCDの治療　　43

でしょう。もしこの言葉に馴染みがなく，あなたやあなたの大切な人が最も効果的な治療を受けているとは思えない場合はここで第11章を読んでみてください。私たちは，現在の治療を評価し，OCDに対してよりよい治療法を見つけるお手伝いができるでしょう。もしあなたの大切な人が治療を拒否していたり，または，OCDであることを信じることさえも拒否していたりしたとしたら？　第11章では，治療がなされていないOCDの人と一緒に暮らしていく方法について述べています。このような状況の中で，この本にある情報をどのように活用すればよいかを学ぶことができるでしょう。

❖認知戦略

　OCDを持つ人は恐怖や儀式に捉えられてしまっています。ある面では儀式は不必要だとわかっているのですが，もう一方の面では「もしものために」儀式をしなくてはいけないと信じているのです。無意味だとわかっていても，頻繁に儀式をし，「もしかしたら起きる何か」を回避しなくてはいけないという危険を感じているのです。認知戦略は儀式を持続させている偏った考えや信念に直面することを目的としています。認知的な戦略だけでもOCDの症状には多少の効果があります。結局のところ，OCDを持つ人は儀式をやめようと何年にも渡り自分に言い聞かせてきている場合がほとんどです。彼らは自分の考えは真実ではない，不合理だと自分を説得しようとしています。認知療法では曝露と儀式の妨害を正しく組み合わせることで力を発揮するのです。

　認知再構成は，強迫観念や強迫行為を強化している思考のパターンに挑戦していく戦略です。OCDを持つ人は，自分または他人に危険な状況が起こるかもしれないという強い信念を持っています。しばしばその信念は事実に基づいたものではありません。つまりその信念は誤ったものであるということです。認知再構成はOCDを持つ人の正しくない信念や態度を明らかにし，より正確で健全な考えに置き換える手伝いを

44

します。以下の項目は『The OCD Workbook』(Hymann and Pedrick 1999) の中に登場する，OCD を持つ人の典型的な間違った思考のいくつかです。あなたの大切な人は，治療の中で，様々な誤った信念のタイプについて学ぶことになります。

・黒 / 白，全か無かの思考
「私が100% 安全と感じられないならば，大きく，圧倒的な危険のさなかにいるのと同じである」
「もし完璧にやらなければ，私が成し遂げたものはとてもひどいものだ」
・魔術的な思考
「もし悪い，ひどいことを考えたとしたら，悪くてひどいことが確実に起きるだろう」
・リスクと危害の過大評価
「100 万分の 1 の確率で何か悪いことが起こるということは，99.999％の確率でそれが起こるのと何ら変わりはない」
・完璧主義
「完璧でいる以外は耐えられない」
・過剰な道徳主義
「ほんの少しの間違いや誤り，へまをすると，私は確実に地獄（ひどく罰せられるところ）に行く」
・人に対する過剰な責任感
「私は常に，いかなるときも，無実な人に誤って危害を加える可能性が全くないと言い切れないので，注意をしなければいけない」
・思考 / 行動の混合（魔術的な思考と類似）
「もし，私が誰かを傷つけるような悪い，またはひどい考えを持ったら，実際にそれをしてしまったように感じる」
・思考を過剰に重要だと考える

「私の考えは，実際の行動に対して確実に影響を与えてしまうとても重大で決定的な要因だ」

・例外的なエラー

「もし何か悪いことが起こるとしたら，それはおそらく他の人ではなく私自身に，もしくは私の愛する人々の上に起こるだろう」

・高潔な捨て駒（殉教者コンプレックスまたは生贄の子羊）

「私は何て気高く素晴らしい人間なのだろう！　愛する人を危険や危害から守るためなら，ささやかな代償として（手洗い，数字を数える，確認など）終わりのない儀式でも一日中続けるし，喜んで苦しみを味わい，自分の生活を犠牲にする。私の近くにいる人間が死んだり，苦しんだりせずにすんでいるのは，私が正しいことをしているからに違いない！」

・「もし……」という考え

「将来，もし私が間違ったことをしてしまったら……」

「将来，もし私が失敗してしまったら……」

「将来，もし私が AIDS（エイズ）になったら……」

「将来，もし誰かに危害を加え，それが私の責任だったら……」

・曖昧さに耐えられない

「すべてのことが 100% 確実にうまくいくと判断できるまでは，安心できない。もし何か（将来や自分自身，または大切な人の健康など）がはっきりわからないのなら，私は耐えられない」

❖誤った信念に挑む

　その人自身が持つ誤った信念を明らかにしたら，それに対して系統的に検討していくことが次のステップです。「そのように考えるのをやめなさい」とただ言うのではなく，OCD を持つ人が自分の思考をよりよく観察することを学んでもらいます。これは彼らの思考が現実的であるかを評価したり，強迫観念や強迫行動を助長している誤った信念を見つ

けたりする助けになります。彼らには，思考の非現実的側面を査定し，誤った信念を書き出すように度々求めていきます。これは，OCD の基盤となっている思考が何であるかを明らかにし，それにラベルづけをするということを意味します。これらの非現実的な思考を査定し，その状況や実際に存在する事実を見ながら，それに即した現実的な思考を見い出すように求めていきます。

　他の認知の訓練は，OCD を持つ人の考えが，何か悪いことを実際に起こすわけではないことを深いレベルで理解するのに役立ちます。『The OCD Workbook』では次のように書いてあります。「古く，小さな日用品（トースターなど）で，いつもきちんと動いている物を選んでください。そして 1 週間ほど毎日，紙に『このトースターは壊れる』と書き続けてください。それを毎回 100 回書き，頭の中でイメージしてください。1 週間後，検証してみます。あなたの思考はトースターの作動に影響を与えましたか？」（Hyman and Pedrick 1999, p102）。もちろん，トースターが壊れると考えることが，その作動に影響はしません。このように，悪いことが起きると考えても実際にそれを引き起こすわけではないのです。もし，OCD が引き起こす思考が，あなたの大切な人に何か起きると言っていたとしても同じことです。このような認知の練習を行うことで，誤った信念の力を少しずつ減らしていくことができます。

　認知的戦略は，あなたの大切な人が他の人に起こる危害に対する過剰な責任に挑むのにとても有力な戦略です。「円グラフにする方法」は，否定的な出来事をより正確に表し，また適切に出来事に対する責任を振り分ける助けになります。OCD を持つ人に，自分の失敗や事故について思い浮かべてもらいます。そのとき，その人はその事故に関連しうるあらゆる要因を想像します。その想像上の事故の原因となりうるすべての要因は円グラフに書き込んでもらい，客観的に見ることができます。これは OCD を持つ人が恐ろしいことを経験しても，そのすべてがその人の責任ではないということを理解してもらうのによい方法です。もし

何かがすでに起こっていたとしても，その状況に関してより現実的な評価をする助けになります。

まとめ

この章では『The OCD Workbook』に記載されているいくつかの認知戦略の簡単な概要を説明しました。この本の巻末には他の参考資料のリストを記載していますので，あなたの大切な人は誤った信念や不健康な自分への語りかけに対抗するのに役立つ練習を見つけることができるでしょう。人は自分自身にとても否定的な言葉を使う傾向を持っています。あなた自身に肯定的に語りかけを行うことで，不安やうつ，人間関係上の緊張を軽減できるでしょう。これは肯定的思考と呼ばれるものではなく，現実的な思考です。

OCD にとって薬物療法は重要な要素になる場合があります。それはうつや不安，OCD の症状を軽減し，CBT で OCD を撃退するのを助けます。薬物療法と CBT の組み合わせをずっと続けることが必要だと感じる人もいますし，医師の手助けのもとで，CBT の治療後に薬物療法を減らす，または中止するということもあります。どちらの治療もよい治療です。

第3章

OCDの内部構造

　あなたとあなたの家族はOCDの症状への対処法について長期的な変化をもたらす必要があります。家族間での取り決めは，OCD行動に対してより効果的な決断をしていくことを助けます。これまでと異なる反応や行動を取ることは，配偶者やパートナー，親，または他の家族メンバーにとって難しいことです。あなたやあなたの愛する人を援助するためには，皆が，OCDの「内部構造」についてよりよく理解してゆく必要があります。どうやってOCDはこれほど手がかかるようになったのでしょうか？　どうやって大切な人の人生をこんなにも強引に支配するのでしょうか？　そして，どうやってこんなにも強引にあなたやあなたの家族を支配してしまうのでしょうか？

OCD：神経生物行動的な疾患

　OCDは神経生物行動的障害（neurobiobehavioral disorder）と考えることができます。なぜなら，それは，神経学的，生物学的，行動学的な機能障害に関連していると考えられているからです。脳神経学的な見解では，OCDはいくつかの脳の構造，または部位が関連していると言われています。生理学的な見解からは，遺伝子や脳内の神経伝達物質がOCDと関連していると考えられています。つまり，脳の構造と脳内の

神経伝達物質の異常が OCD の症状と機能障害の行動を生み出しているのです。結果的に現れる，それらの非機能的な行動を，私たちは儀式とか「強迫行為」と呼んでいます。儀式は OCD で一番目に見える症状です——これはあなたが最も簡単に観察できる OCD の症状でしょう。儀式は，繰り返しの確認，手洗い，接触，確認の要求や他の様々な繰り返しの行動で，多大な苦痛とフラストレーションをもたらすものです。

❖ OCD の司令塔

　それでは，OCD の神経生物行動的な側面が正常な脳の機能の中で，どのようにして OCD という悪循環を作り出してしまうのかを見ていくことにしましょう。「正常な」脳は「心配する部分」と「実行する部分」を持っていると考えてみてください。もちろん，これは脳の機能を説明するには単純すぎるでしょうが，何が起こっているのかをよく理解するには役立つでしょう。

　OCD を持つ人は，脳の中の心配する部分に OCD が「住んで」いるのです。これが OCD の「司令塔」です。脳の中の心配する部分が実行する部分に信号を送ります。この恐怖信号は，恐ろしいことが起こるという警告が含まれています。この情報は，「もしかしたら？」「大変だ！」というように心配事という形式で送られます。例としては，「アイロンのスイッチがオンのままだ，それに電源コードも抜き忘れたかも？　もしそれで火事になったらどうしよう？」「ショッピングカートの持ち手を触ってしまった。自分は汚染されてしまったんだ！」などが挙げられます。脳の中の心配する部分が司令塔となって実行する部分に情報を送り，それを受けて実行する部分が行動計画を練ったり，反応の仕方を決めるという責務を果たします。

　あなたが OCD を持っていないということにして，日常的な例をとり，あなたの脳で恐らく起こっているであろうこの部分の動きを見てみましょう。あなたはある夜夕食を作っていて，誤ってコンロの火に腕を

第3章　OCDの内部構造　　51

近づけてしまいました。あなたの脳の司令塔は，瞬間的に「しまった！手が火に近づき過ぎだ。これは痛いぞ！　火傷してしまう！」という情報を発するでしょう。実行する部分の脳は，これ以上の火傷をしないようにすぐ手を引っこめるという行動反応を実行します。つまり，脳の心配する部分は「おっと，ここに問題がある！」という正当な恐怖信号を発して，実行する部分はこの問題を解決したり，恐れている結果を回避したりする役割を担うのです。

　では，汚染強迫を伴うOCDを持つ人を例にとって，これがどのように応用されるか見てみましょう。ある人が公衆トイレの扉をちょうど開けたところだとします。司令塔は脳の実行する部分に「今，ドアの取手を触ってしまった。もし，ばい菌や微生物が取手についていたら？今，私の手はばい菌や微生物だらけということだ。そのばい菌が手に残っていたとして，後でそのことを忘れて手や指を口に入れてしまったとしたら？　ひどい病気になってしまう。それは大変だ！」という恐怖信号を発します。司令塔はすぐさま警告を発し，実行する部分は，その恐怖に見合った形で反応をしなくてはなりません。そこで，汚染恐怖のOCDを持つ人は，汚染や病気への脅威を軽減するため儀式をするというのが典型的な反応です。この例で言えば，おそらく実行する部分は，手洗いや除染の儀式の開始，または確認の要求などをします。

　脳の実行する部分がいつも儀式をすることを許容していると，脳の心配する部分はより強くなり，もっと色々と要求してくるようになります。心配をする部分が強くなると，司令塔はさらに恐怖信号を発するようになるのです。多くの場合，これらの恐怖信号は，より恐ろしい結果や成りゆきへの脅威を含んでいます。ラジオのボリュームを上げたときと同じように，OCDの恐怖信号はよりうるさくなり，いっそう無視できなくなります。OCDを持つ人にとってその結果は，どんどん大きくなる不安の体験，または，儀式によって恐怖を下げなければいけないというより激しい危機的な感覚を伴う大号令なのです。

不確かさという敵

　OCD の背後には，不確かさに耐える，または受け入れる能力がないことがあり，100%の確かさを追い求めることが儀式へと駆り立たせ，OCD を助長しています。OCD を持つ人は自分の「もし～だったらどうなる？」という OCD 的な恐れが，絶対に起こらないと確信したいのです。彼らにとって不安や「もし～だったらどうなる？」に対しての答えがない不確実さに耐えることは困難であり，確実さを得るために，儀式を必ず行わなければならないという感覚を持っています。OCD を持つ人によく見られる，確実さの例を挙げると，次のようになります。

　　・自分，または大切にしている誰かに絶対に悪いことは起きない
　　・自分がしたこと，または失敗してしまったことによる結果として，
　　　何も悪いことは起きない
　　・他人の感情を害することをしていない
　　・自分の中の暴力的な考えに基づいて行動することはない
　　・特定の考えには意味がない，または○○という意味がある
　　・自分は神を冒瀆したり，ばかにしたりはしていない

　いくつかの物事について絶対に確実だと感じることができないということは，日常生活を送る多くの人にとっては疑問に思うこともないでしょう。これらのことを疑問に思わないということは，私たちが不確実さを受け入れていることを表しています。私たちが日々生きていくうえで，証拠もなく本当だと思えたり，確実に起きているだろうと思えたりすることも，私たちが日々不確実さを受け入れて生きていることを表しています。あなたの身近な人について少し考えてみましょう。その人は今どこにいますか？　健在で，元気にしているでしょうか？　どうして

それが正しいのだとわかりますか？　その人と最後に話した後，何か悪いことが起こった可能性はありませんか？

　現実には，あなたはあなたの大切な人が健在で元気にしているという事実をもとに確信しているわけではありません。しかし，恐らくその人は元気に生活しているだろうと推測しているわけです。あなたは自分の考えや不確実さに対して反射的に不安という反応を感じたとしても，その人が元気でいるということを確認するために慌てて電話をしなくても，気持ちのうえで無事を確信することができるでしょう。論理的に考えたり，もし本当に何か問題があれば恐らく何かしらの連絡があるだろうと自分を安心させたりするでしょう。基本的に何かはっきりしたことでもない限り，あなたの大切な人は大丈夫だとふるまい，そう行動します。あなたは，特定の可能性を証明または否定しないといけないと急き立てられることなく，不確実さを受け入れているのです。現時点では，100％の確実さがないことにあなたは耐えられているのです。以下の，生活全般における「不確実さを受け入れて生きる」リストを使ってみましょう。この練習をしながら，日々あなたが受け入れている不確実なことについて考えてみましょう。それほど頻繁にこれらのことは考えないかもしれません。このリストを見ることは，OCD を持つ人がよく経験している考え方のパターンについて知る機会となるでしょう。

不確実さを受け入れて生きる

　日々の生活の中で受け入れ可能な不確実なことや証拠のない前提をいくつか書き出してみましょう。

1. ＿＿＿＿＿＿＿＿＿＿＿＿＿＿＿＿＿＿＿＿＿＿＿＿＿＿＿＿＿
＿＿＿＿＿＿＿＿＿＿＿＿＿＿＿＿＿＿＿＿＿＿＿＿＿＿＿＿＿＿＿＿
＿＿＿＿＿＿＿＿＿＿＿＿＿＿＿＿＿＿＿＿＿＿＿＿＿＿＿＿＿＿＿＿
2. ＿＿＿＿＿＿＿＿＿＿＿＿＿＿＿＿＿＿＿＿＿＿＿＿＿＿＿＿＿

3. _____

4. _____

　不確実なことや証拠のない前提に関する「もし～だったらどうなる？」のような考えや思い込みを書き出してみましょう。例えば，「もし息子が事故に遭い，救急処置室にいるとしたら？」などです。

1. _____

2. _____

3. _____

4. _____

5. _____

6. _____

7. _____

_____

_____

8. _____

_____

_____

　OCD を持つ人は，OCD のもたらす恐怖に結びつかない限り，生活上の不確実さを受け入れることができます。例えば，もし大切な人が元気でやっているかについての恐れが OCD による恐怖の一部でないなら，あなたが大切な人の安全への疑問に対してとる反応と OCD を持つ人がとる反応の間にはそれほど違いはありません——疑問や確かめることの必要性を気に留めず，反射的に起こる不安をやり過ごすことができます。しかし，OCD の恐怖による不確実さに直面するとき，または恐れている結果が現実に起こる可能性があることを受け入れようとするとき，OCD を持つ人の，100% 事実に基づいて確信したいという要求は必須の目標となります。100% の事実に基づく確信がなければ気持ちのうえでの確信が持てないという苦痛を和らげることができません。同時に，感情的に確信を持てないことが OCD の儀式や事実に基づく確実さの追求を強めるのです。

　OCD がもたらす苦痛や不安，そして不確かさへの不耐性の役割について，もっと注目してみましょう。OCD がひどいときに，チェリーは自分が「十分に注意を払わないと」火事を起こしてしまうという恐怖に付きまとわれるようになりました。ほとんど毎朝，仕事に出発した後にチェリーはこんな疑いを持つのです：「私は家を出る前にコーヒーメーカー（またはコンロ，コンピューター，照明など）の電源がオフになっ

ているのをちゃんと確認したはずよ。でも，もしかして本当に確認していなかったとしたらどうしよう？ それとも，全部を十分に確認していなかったとしたら？ もし，確認したときに気が散っていて，どういうわけかまだ何か点いているのを見逃していたとしたら？ もし消す代わりに実は電源を入れてしまっていたらコーヒーメーカーが空焚きになり火事になってしまうかも。もしかすると私は，昨日確認したことを思い出しているのかもしれない，今日はまだ確認していないのかも！」。

こうした苦痛や不安を軽減するために，チェリーは何らかの行動や儀式をすることで確証を得たいという衝動に駆り立てられます。このような状況での儀式とは，自問自答による確認や，台所に行ったときの詳細やコーヒーメーカーを確認したことを思い出すことなどです。時にはこの儀式のため，彼女は家に戻ってコーヒーメーカーをもう一度確認することもありました。チェリーはよく家に電話をして，コーヒーメーカーやコンロ，コンピューターの電源が切られているかを家族に確認していました。あるときなどは，鍵を預けている近所の人に電話をしてチェリーの家のコーヒーメーカーを確認してほしいと頼むこともありました。儀式の形式は様々ですが，多くの儀式はそれが100％確実だと証明するために行われます。

時には，「もし～だったらどうなる？」という考えが現れた場合でも完璧な計画と準備がしてあるのだという確信が欲しくて，儀式に駆り立てられている場合もあります。それは，ボーイスカウトの格言にある「備えよ常に」という姿勢が究極になったものかもしれません。問題が起こったときに対応するのではなく，OCDを持つ人はとてつもない時間を費やしてまだ起こってもいない「もし～だったらどうしよう」という数限りなくある可能性への解決法を考えるのです。例えば，家に誰も確認してくれる人がいない場合，彼女への非難なしに「もし～だったらどうなる？」に対する計画を遂行するために，チェリーは鍵を預けておいた近所の人に自宅に入ってもらい，あらゆるものの確認をしてもらう

という計画を立てておいたわけです。

　これまでのところ，儀式の背後に隠された論理は筋が通っているように見えます。もし何か確証が持てないものがあって，結果，それがあなたに精神的苦痛をもたらしているとすれば，確証を得るために何か対処しようとするでしょう。しかしOCDとなると，OCDに囚われているそのときに論理が勝ることはないのです。実のところ，論理を用いることはOCDの火に油を注ぐことになり得るのです。このタイプの疑念を確実に晴らすという目標は悲惨で困惑するものになります。無限にある「もし〜だったらどうなる？」という疑念が互いに組み合わさり，指数関数的に増えていってしまうからです。

　このような考えが増えていくことが不安をさらに煽るのです。推測や考慮すべき「もし〜だったらどうする？」が多すぎるのです。ひとつの「もし〜だったらどうする？」は常に，たくさんの「もし〜だったらどうする？」を引き連れているものです。ひとつずつ，すべての「もし〜だったらどうする？」に対処しようとしても，早々に圧倒されてしまいます。「もし〜だったらどうする？」に答えようとすることは，自然とまた埋まっていく砂の中に穴を掘っているようなものです。

❖ 不確かさを受け入れることを学ぶ

　それでは，OCDを持つ人は，どのようにして不確かさをじっと受け入れることを学ぶのでしょうか？　OCDから回復するとは，実際にはどのようなことを意味するのでしょうか？　不確かさを受け入れることを学ぶ人にとってのゴールとは次のような事柄です。

・強迫観念による不安や不快感に直面し，「もし〜だったらどうする？」を儀式で解決しない
・確かさを意図的に探すことをやめる
・成果が得られることのない確かさ探しの罠を避ける

・「わからない，決してわからないかもしれない，でもわからないま まで生きて行くことを学べる」と言えるようになる

　不確かさを受け入れることを学び始めるための最善の方法とは，今頭 に思い浮かんだことをやめること——つまり，儀式をやめることです。 強迫観念による不安を消したり減らしたりするために用いられることは 何であっても，不確かさを受け入れることを学んでいくことへの妨げに なります。多くの場合，儀式は自発的に行われるように見えますが， なかには自動的に行われているかのように見えるさりげないものもあ ります。いずれにしても，認知行動療法（CBT）においては，OCD を 持つ人が儀式を行うことを意図的に妨ぐことで効果を発揮します。家 族メンバーとして，儀式が意味のない確かさの追求をどのように助長 しているかを理解することが重要です。OCD の場面を違う見方で捉え られるようになると，あなたの大切な人を違った方法で助けることが できます。OCD への理解を深めることは，OCD を持つ人と生活し，愛 情を上手に示すことにつながります。不確かさの概念と OCD について は，『Freedom from Obsessive-Compulsive Disorder : A Personalized Recovery Program for Living with Uncertainty［邦訳なし］』（Grayson 2003）を読むことでさらに学ぶことができます。

OCD を助長すること

　家族メンバーとしては，OCD を持つ人が強迫観念と強迫行為の連鎖 に捉われているのを見ると，直感的に助けたくなってしまうのは自然 なことです。しかしながら，OCD に関しては，助けようとする行動の いくつかは一見道理の通ったものであるように見えますが，実際には OCD を育てるための餌を与えることになってしまいます。OCD に餌を 与えると，OCD が育ってゆき，より強く，そしてより多くの餌を必要

とするようになります。ゆっくり，そして時間をかけて，自然で直感的な家族の助けが，知らず知らずのうちに強い OCD のサイクルの一部分になっていきます。それはまるで OCD があなたの大切な人への思いを，あなたとあなたの大切な人に牙をむくための機会として待ち構えているかのようです。目標は，OCD のその手からあなたも，あなたの大切な人も抜け出すことです［訳注：OCD を説明するための比喩としてOCD をライオンに喩えるものがある。OCD ＝ライオンがやってくると，恐怖から短期的な解決策として餌をやってしまう。そうすると OCD ＝ライオンはしばらくは寄ってこないが，より巨大な OCD ＝ライオンになって餌を要求しにまた戻ってくる］。

　本書では，OCD の「餌を与えたくなる罠」について解説します。戦略的な援助を得ることで，あなたはこの罠を避けることができるようになります。戦略的な支援をすることで，皆を巻き込んでいる OCD の影響を弱めながら，あなたの大切な人と共に OCD に対抗することができます。

正常の陰に隠れていること

　自分が OCD のある一部を肩代わりしていると気づきすらしないような状況があるかもしれません。それは，あなたの大切な人が儀式やOCD の症状を隠そうと努力しているからかもしれません。儀式のいくつかは巧妙に隠されているものです。または，疑問を持つことがないような，正常な行動として隠されているからかもしれません。これは，回避を伴う儀式においては，特に言えることです。

　回避を伴う儀式は，OCD による不安や苦痛を減らすために行われるものです。回避とは特定の場所や物を避けることです。例えば，家から外出する際，時々チェリーは夫にコーヒーメーカーやコンロを確認するように頼みます。一見すると，これは害のないお願いです。これは普通

のことですし，恐らく私たちも他の誰かにも頼んだことのあるような
ごく一般的なお願いでしょう。では，OCD が仕掛けた罠を暴いてみま
しょう。もし彼女がこのような状況に直接向き合うことを強いられたら
どうなるでしょう？　彼女は，外出前にコーヒーメーカーやコンロを何
度も確認する儀式に囚われてしまうことでしょう。チェリーの夫は知
らぬ間に，彼女の回避を伴う儀式の共犯として行動していたのです。
OCD の何と卑劣で，賢いことでしょう！　夫に確認させることで，
チェリーは電化製品の電源を落としていないかもしれないという強迫観
念を上手に避けることができ，電化製品をつけっぱなしにして結果的に
起こるかもしれない悪い出来事（例えば火事など）に対して自分に責任
があるという恐怖と苦痛を避けることができたのです。

　あなたの大切な人が特定の仕事や責任を躊躇し，それらによってもた
らされる苦痛を避けているのならば，それは回避を伴う儀式です。回避
はどのようなものであれ，儀式以外の何者でもないことに気づくことが
重要です——つまり，不安や疑いを避けるために，意図的に何かをしな
いことは回避なのです。意図的な行動であったり，あるいは意図的に何
かをしないことであっても，どちらにせよ OCD を助長することになる
のには変わりがありません。

隠れた儀式

　頭の中で起こっていて，観察できるような行動を伴わないため，自覚
されないままの儀式があるかもしれません。これらは**心的儀式**と呼ばれ
るもので，他の儀式と同じ目的を果たすものです。これらは，OCD に
よる不安や苦痛，不確かさを減らすために行われます。
　心的儀式には，数唱，繰り返し祈る，悪い考えを取り消すためによい
考えを持とうとすることなどがあります。また，何かを理解するため，
あるいは確かさを持つために，ある状況や会話を繰り返し思い出した

り，考えたりすることもあります。他には，「このドアの取手に触っても大丈夫なはず，もし汚れていたり危険だったらママは手を洗うように言っているはずだし」，または「心配しなくていいんだ！　コーヒーメーカーの電源は切ってある。3回も確認したんだから」というような考えで，自分に保証を与えようとするときにも起きています。

なぜこうした行動をやめられないのでしょうか？

　このような一見奇妙に見える行動を，あなたの大切な人はコントロールできるのではないかと疑問に思われることがあるかもしれません。このような質問が持たれるのは自然なことです。人を弱らせることのあるOCDの症状を持つ人は，一方で，人生のいくつかの領域では大変よく活躍しており，成功を収めているからです。OCDを持つ人の中には仕事を続けたり，専門的キャリアを築いたり，優秀な学術的プログラムで学んだり，課外活動やスポーツに勤しんでいたり，友情や親しい人間関係を維持したりすることができている人がいるのです。しかし同時に，このような人が，奇妙で理解しがたく，非合理的な行動を取るのです。このような人の機能している側面と対照的な側面を見ると，大きな混乱や誤解が生じます。そして，家族に共通の疑問が生じるわけです：「なぜ彼はこんな行動を取るんだろう？　なぜ彼は，このとんでもない行動をやめることができないんだろう？　なぜ彼はもう少し自分をよくコントロールできないのだろう？　彼は気が狂っているんだろうか？」という具合に。

　OCDが，恐れのあまり人の気を狂わせるようなことはないので安心してください。周囲が「気が狂っている」「現実感を失っている」という状態にある人は，自分が非現実的な考えや行動をしていることに気づいていないことが多いです。他者に直面させられると，彼らは自分の考え，信念，または行動を猛烈に守ろうとするでしょう。一方で，OCD

を持つ人はOCDが出現している場面以外では大概，自分の恐れや行動が非合理的で馬鹿げていること，少なくともそれが必要でないことを認めるものです。そして決まって「自分でも意味がないとわかっているんだ。でも，それをせずにはいられない！」と言うのです。

　心配している家族の一員として，OCDのある生活の混乱に対して心配し，疑問を抱いているのは，あなた一人ではありません。OCDを持つ人は，しばしば「気が狂ってしまう」「我を失ってしまう」ことに対して恐れを抱きます。どのようにして，強迫観念や不確かさ，繰り返しの儀式や渦巻く感情に意味を見い出すことができるでしょうか？　彼らはコントロールが不能であると感じています。なぜなら，自分の中でも論理が通らないし，家族メンバーの論理にも応じることができないからです。OCDが起きている瞬間は不確かさと感情が論理を上回ってしまうのです。彼らは，儀式に何の意味もないことを**知っ**ているのに，とにかくそれをやらなければならないと**感じ**ているのです。OCDが見られない場面では，論理が一度成り立つと，健全な恐れのみを感じます。

　OCDの症状や不確かさをうまく扱う新しい方法をCBTを通じて学ぶまで，OCDを持つ人々は，奇妙で非合理的な行動をただ「止める」のは困難です。OCDと共に生きる結果として生じる苦悩や苦痛は，OCDをうまく扱えるようになれば「止める」ことができるのかもしれません。ここで重要なことは，少なくとも現時点において，彼らは不安やOCDに他の方法で反応ができないということです。このワークブックを読むと，OCDの悪循環を引き起こすOCDの「内部構造」に関する理解をより確かなものとすることが始められます。この知識を身につけることで，あなたは，よりよくOCDを持つ大切な人を支え，愛する準備ができるでしょう。

まとめ

OCD を持つ人は，不確かさに耐えたり，受け入れたりする力がないことが強迫観念や不安となり，100％の確信を求めて儀式に駆り立てられます。不確かさと共に生きることを受け入れることが，OCD に打ち克つ重要な部分です。これは，儀式，意図的に不確かさを探すこと，確実さを無駄に求める罠に嵌ることを避けつつ，不安や強迫観念による苦痛に向き合うことで達成できます。

家族が OCD に苦しんでいる大切な人を安心させてあげたいと求めることは自然なことです。そのため家族は自分たちなりに理解している方法のみで助けることになるので，強迫観念と儀式のサイクルに嵌ってしまいます。儀式に参加したり，保証を与えたりすることで，確実さを与えようとします。この助けようとする行動は一見，理にかなっていますが実は OCD を助長しており，OCD は決して満足しないのです。ゆくゆくは，家族メンバーが OCD の儀式に参加する頻度が高まっていきます。OCD が潜んでいる罠に，あなたとあなたの大切な人の両方が嵌ってしまっていると感じるでしょう。あなたは罠から逃げようと無意味に努力したことに苛立ち，腹が立つでしょう。これはよくある感情です。私たちはあなたが OCD の罠に気づき，これから自由になる作戦を立てる助けをしていきたいと思います。

第4章

OCDではなく，その人を支える

　この本を見つけてここまで読み進めてくださったということは，OCD に葛藤しているあなたの大切な人のことを理解しようとしているということでしょう。あなた自身も，OCD を持つ誰かと共に生きることへの葛藤に対する答えを探し求めているのかもしれません。これから，OCD を持っている大切な人と生活するときに，頻繁に経験する問題や葛藤について述べたいと思います。同時に，OCD の症状が家族のやり取りにどのような影響を与えるか，また家族の関わりが OCD の症状にどう影響するかについての理解を深めることができるでしょう。

変化の主体としての家族

　OCD は時に大きな混乱と仲たがいを家族全員の間に引き起こし，時に大変強い影響を与えます。家族は自分にできる最善の方法で，この状況に対処しようとします。しかしながら家族メンバーが家の中で OCD に対処しようと決断をすることで，OCD は家族病理となっていきます。幸いなことに，OCD を回復に導くには，家族の協力が不可欠です。この章は，家族メンバーとしてのあなたの取り組みが，OCD を持つ人の個人セラピーの成功にどのように貢献できるかを理解する助けとなるでしょう。

この章は，あなたの対応が OCD を持つ人にどう影響するのかについて詳しく学べるように構成されています。OCD を持つ人への対応の仕方を変える助けとなり，結果的に治療的で積極的な助けとなるでしょう。OCD の要求に応える結果として生じ，波及し，育っていく不健全な OCD の行動を止める手助けを学ぶことになります。それにより，自分自身を変化の主体と捉えられるようになります。これは，今感じているであろう無力感や混乱を通り抜ける指針となることでしょう。OCD を持つ人に関わっている人々は，共通した感情を抱いているものです。家族メンバーは，OCD に悩み，それと闘っている最中の配偶者や子どもを見て，無力感を感じることがあります。同様に，OCD を持つ人も，OCD のある生活に無力感や絶望感を持ちます。家族はたびたび，何が支援的で，助けとなり，治療的であるのかについて混乱するものです。

　多くの家族があらゆることを試してきたと報告しています。幾度となく，OCD からの非合理的な不安を指摘し，心配は存在しないことを説得してきたかもしれません。平和を保ち，議論を避けるために，OCD の儀式の一端を担っていたかもしれません。時にこのような取り組みには効果があるかもしれません。しかし，一方で，これらは状況をさらに悪化させてしまうことがあります。これに伴う苛立ちは家族のストレスを増加させ，関わる全員に深刻な影響をもたらします。このような反応は，明らかに意図していないにもかかわらず，あなたの大切な人にも影響します。これらが OCD の症状を増やしてさえしまうのです。この章では，どのようにしてこのようなことが起きているのか解説します。

❖ OCD に対する感情に気づく

　家族メンバーは，OCD に対して様々な感情を体験しています。混乱，罪悪感，恐れ，怒り，疑い，失望，取り乱しているという感覚を持つことがあります。気に病み，自分を責め，他の人から責められている

と感じるといった罪悪感，敵意，憤りなどが重荷と感じることもよくあることです。うんざりし，OCDを持つ人を助けるために手を尽くしてきたことで無力感を感じているかもしれません。もしかすると，これまでの努力は，効果がなかったり，あなたの大切な人に拒絶されてしまったりしたかもしれません。このようなことが起こると，無力感や絶望感が強まります。

　以下に示すのは，OCDを持つ人を愛していこうとするときに，よく経験される感情です。今経験しているものがあるか確認しましょう。

- ☐　恐れ
- ☐　疑い
- ☐　怒り
- ☐　罪悪感
- ☐　失望
- ☐　孤独感
- ☐　孤立
- ☐　苦悩
- ☐　うんざり
- ☐　無力感
- ☐　絶望感
- ☐　誰かから責められている感じ
- ☐　敵意
- ☐　憤り
- ☐　絶望
- ☐　欲求不満
- ☐　混乱

　家族メンバーは，巻き込まれ行動に繰り返し関わることで苛立ちを

感じることがよくあります。OCD による出来事の間，その人に対する苛立ちや敵意によって不満を表すかもしれません。OCD を持つ人が儀式を行い，恐ろしい強迫観念の言うがままになることを批判するかもしれません。OCD の要求に対してこのように反応すると，OCD を持つ人の強迫行為とその人自身を同時に批判しているように聞こえるものです。家族はこのような出来事の後に申し訳ないと感じることを報告しますが，これは OCD を持つ人が恥ずかしい，恥じるべきことだと感じることを強化させます。OCD に対する感情，そしてお互いに対する感情は，関わっている全員を混乱させます。ジョアンの母親は，ジョアンを朝早くに起こして，彼女が仕事に持っていく鞄にすべての物が入っているかを確認できるように手伝っていました。しかしながら，ジョアンの母親は彼女を仕事場まで車で送って行くとき，「とんでもない，時間の無駄だ」と叱りつけていました。そうすると，ジョアンは自分の力だけで生活することはできないかもしれないという不安を口にするのでした。

　多くの家族は，彼らが関わっている巻き込まれ行動は助けにならないことを理解していますが，絶望感，無力感のために「今わかっている方法」をするしかないと考えます。彼らは，自分の配偶者や子どもが苦しみ続けるのを見たくはないのです。すると，OCD が彼らの生活を支配し始めます。OCD は家族の生活の中心となり，家族は OCD のルールに従って生活をし始めるのです。

　他の家族メンバーは，たとえ否定的な形ではあっても，OCD に注目が集まることに対して憤りを感じているかもしれません。家族メンバーが関わりすぎていたり，その逆に互いの距離を広げてしまっていたりするかもしれません。両親が，自分の子どもの OCD の対処の仕方に共通した考えや感情を共有していたとしても，OCD に対する反応が互いに大きく違っている場合があります。または，熱意と敵意の狭間で，親たちの対応は毎回同じではないかもしれません。このような中で，家族は

機能不全となり，混乱が強まるのです。

　家族メンバーは，落ち込み，他者から遠ざかるなどの社会的な孤立に陥っているかもしれません。他の人と自分の感情を分かち合うことに恥ずかしさを覚え誰にも話せないため，このような痛みに自分自身が気づくことは簡単ではないでしょう。このような感情的な重荷を一人で抱えてしまうことがあるかもしれませんが，それはOCDに影響を受けている家族が他にもいることをあなたが知らないからです。家族メンバーが行動を制御できなかったり，普段通りでない行動をしたりすることは自然であることに気づくことが重要です。OCDを持つ大切な人と生活をすることの痛みと葛藤に対する一般的な反応なのです。

　他の人の痛みを感じるのは自然なことです。この苦痛が，援助を求め，この本を読もうとする動機づけになるのです。苦痛を感じるということは，そこから何かを始めるということであって，そこに留まり続けることではないことを覚えておいてください。OCDを持つあなたの大切な人に健全で，支援的な反応をすることを選択するために，まず否定的な感情に気づくことが最初のステップです。

❖健全で支援的な反応

　健全な家族の支援は，OCDを持つあなたの大切な人への効果的な反応を選択することから始まります。取り組みを繰り返し続けていくことで，OCDをあなた自身と家族の生活の場から押しやっていくことができます。OCDがあなたの生活や家を占領している必要はありません。もしそのようになっているのなら，この状態に留まり続けている必要はないのです。

　家族の支えとはどういう意味でしょうか？　支えとは，人によっても，場によっても，その意味は異なるものです。支えるということにストレスを感じることもある一方で，支えることで，巻き込まれている皆を自由にでき，喜びを感じることもあるでしょう。大切な人がOCDか

ら回復するために，最大限支援的であるためには，起こりうるいくつか
のジレンマにあなたが気づけるようになる必要があります。まずは，支
えることについてどのように心に描いているのかを記入してみましょ
う。以下の「あなたにとってのサポートの意味」リストを完成させてみ
てください。家族にもコピーを渡して，空欄に記入してもらいましょ
う。あなたの答えを家族と話し合ってもよいかもしれません。

あなたにとってのサポートの意味

あなたにとって「支える」とは，どのような意味でしょうか？

_____

_____

_____

_____

_____

　あなたが助けや支えを必要とするとき，あなたの大切な人からどのよ
うなことをしてもらいたいですか？

_____

_____

_____

_____

_____

　あなたが他の人から助けや支えを必要としたときに，あなたは一人
ぼっちだと感じたり，理解されていないと感じたりしたことはあります
か？　どのように感じていたかを書いてください。

_____

_____

_____

_____

_____

　OCD を持つあなたの大切な人の支えになろうとするとき，どのよう
な葛藤を経験していますか？

_____

_____

_____

_____

_____

直感に従う

　先の質問のいくつかは，もしかするとあなたの直感に従って答えてく
ださったかもしれません。残念ながら，OCD からの回復を助けようと
するとき，常に直感に従うということは最善の方法ではありません。直
感は，多くの場合感情的に決定されたもので，OCD を持つ人に保証を
与えたり，議論したりすることなどの対応になってしまいます。このよ
うな反応は，そのときには物事をうまく運んでくれるのですが，結果的
には OCD の症状を強める働きをしています。OCD の症状を減らすた
めには，保証や議論をすることは建設的な方法ではありません。これら
は，結果的には OCD への巻き込まれの一種なのです。
　家族が巻き込まれることは，OCD の症状を強めます。認知行動療法
（CBT），特に曝露反応妨害法（ERP）においては，治療に参加する個
人がリスクを取ることを求めます。保証を与えることや，議論をするこ
とは，回復のために取るべきリスクに対する意識を低下させてしまいま

す。治療全体を通して，あなたの大切な人がリスクを取れるように手助けすることが，最も重要です。ですからあなたの直観的な反応が，どのように目標やCBTによる成果を妨げているかに気づく必要があるのです。失敗を避け，両者にとって落とし穴にはまらないための方法を学ぶことも，同じように重要なことです。

　大切な人が機能し，一日を無難に切り抜けるために，家族メンバーが儀式を助けたり，波風が立つことを避けるために儀式を行わせていたりすることもあるかもしれません。時に家族は，OCDを持つ人がどうにかしてよくなり，楽に過ごせるようにと，家族が多くの責任を負いすぎてしまっていると報告することがあります。高い意識を持っている家族が，知らない間に大切な人のリスクを取る力を低下させているのです。直感的にこのようにしている人は，これらの選択が回復を妨げていることに気づけません。

　家族の多くは，「OCDの要求」への反応を変えることにまず戸惑いを覚えます。これらの変化は，彼らの直感に反するものであり，何もない状況であれば役立つが今は難しいと感じるかもしれません。しかし，OCDを持つ人を助けるということは，うつや危機的状況を経験していたりする人を助けるのと異なり，直感的というよりは，より戦略的になる必要があります。あなたの反応で，曝露の目標やOCDからの回復のためにリスクを取る取り組みを妨げるものは，どのようなものでも心に留めておくようにしましょう。もしERPとリスクを取ることを助けていないのなら，それはOCDの症状を強める助けをしているということになります。

　大切な人を助けようとするとき，OCDは，家族の役割や，家族の決断に直接的に影響するような多くの要求をしてきます。あなたの大切な人の回復を目指すにあたって，自分の役割を見つめ直す必要があるでしょう。あなたの新たな役割は，無意識の副産物としての反応や，治療過程の妨げになる反応ではなく，戦略的に，また支持的にリスクを取る

という反応をすることです。家族メンバーの助けは，OCD の治療における良い結果に関係しています。

巻き込まれ：OCD の迎え入れ方

　では，OCD を持つあなたの大切な人を支える方法で，直感的に自然になされているものを見てみましょう。これらは，巻き込まれ行動である場合が多く，OCD の迎え入れと関連していることがあります。本質的には，あなたが OCD を家に招き，巻き込まれ行動を通じて，OCD がくつろげるようにしているということです。ちょうど，あなたの古くからの友人や客がくつろげるようにしようとするのと同じように，あなたは OCD とその要求に対して，そのようにしているのです。もしあなたがサービスをしなくてはと思っていたら「何をしてさしあげましょうか？　何をお持ちしましょうか？」「何でも必要なものがあったら，教えてくださいね」というように客と接するでしょう。OCD をくつろがせればするほど，OCD はあなたの家に長く居座ることになります。

　巻き込まれは，あなたが OCD に対して行動や反応をするどんなときにも生じるもので，ERP の治療的な目標やリスクを取ることを忘れさせるものです。それは，OCD と，あなたと OCD を持つ人に対してなされる OCD の要求に，過度の尊敬を示すことです。巻き込まれることで，OCD を持つ人を助けるのではなく，OCD を助けてしまうのです。これらの行動を振り返ることにより，あなたは意識的に，OCD ではなく，あなたの大切な人を助ける選択をすることができます。OCD を持つ人の強迫観念に対する反応に恐ろしさを感じるときには，OCD を持つ人自身も OCD に怯えた結果，そのように行動しているだけかもしれません。ひょっとすると，実体のない恐怖から家族メンバーを守ろうとして行動しているのかもしれません。

　巻き込まれ行動は自然に起こり，そのようなときには当然のこととし

てなされています。あなたが助けようとすることは，純粋な心からなされたものでしょう。実質的にコントロールができない状況（恐怖，無力感，疲れ果てると感じるような状況）を，コントロールしている感覚をあなたに与えます。しかし，ほんの「少し」の巻き込まれは，決して少しというわけにはいきません。それぞれの巻き込まれ行動は，OCDにとっての餌であり，OCDを強く育てる助けとなります。

❖巻き込まれの罠

　助けになり，支援的であろうとするために葛藤を感じている多くの家族にとってよくある巻き込まれの罠について，ここでは話すことにしましょう。ここでの目標は，あなたに同じコミュニティーに属しているという感覚を持ってもらうことと，この病気の影響で孤独を感じることを減らすことです。ここに書いてあることと自分の姿が重なるかもしれません。なぜならOCDの場面で生じる落とし穴や不満にあなたも共感するからです。葛藤や挑戦をするとき，あなたは一人ではありません。他の人々が感じている困難から学び，自分の行動についての意識を高め，OCDと戦う機会を増やしていくことができます。以下は，適応力の有無にかかわらず，OCDを持つ人に巻き込まれてしまうという罠を示すシナリオです。それぞれの罠について，自分自身の経験と照らし合わせてください。

巻き込まれの罠1：安心を与える

　同じ質問を繰り返しされるときに，その人の気分を和らげるために，どれくらいの頻度で言葉を交わしているでしょうか？「そうよ。コンロの火が消えていることをあなたは確かに確認していたわよ」「はい。あなたは十分に手を洗ったよ」「ええそうよ，あなたがミスをしていなかったのは確かよ」「そうよ，あなたは正しい順番で数字を言ったわ」，または「はい。あなたはエイズになっていないわ」というようにです。

第4章　OCD ではなく，その人を支える　　75

これらのケースでは，あなたは大切な人に対して繰り返し保証を与えているのです。OCD を持つ人たちも，全く同じ質問を繰り返し，繰り返し聞いたり，様々な方法で質問を言い換えたりするかもしれません。時にあなたの反応が儀式の一部分となり，あなたの保証が言語化されねばならないというルールができることになります。

　保証は，あなたの大切な人に強迫観念や抱いている恐れは誤りであり，起こるはずがないという説得をすることを含みます。同じように，あなたの大切な人も，行われた儀式が正しかったか，恐れていることが起こらないという保証を求めるかもしれません。保証は，不安をコントロールする脳の一部によって送られてくる，恐れのメッセージを強化します。心配は，あなたの大切な人に，とんでもない結果が起こらないということに対する確信を持つことを要求します。あなたの助けは，保証や確実さへの要求に応えています。

　ジョアンは長いお祈りの儀式を持っていました。彼女の OCD は，毎晩，祈りの中で，家族メンバーの名前を詳細に渡り言わなければならないと要求していました。OCD による恐ろしいメッセージは，うっかり家族メンバーの名前を忘れてしまうと，神様がその人を悪いことから守ってくれないだろうというものもありました。彼女が大切にしている誰かに悪いことが起こり，そしてそれは彼女の失敗のせいであり，残りの人生をひどい罪悪感と共に生きなければならなくなるという結果を彼女は恐れていたのでした。彼女は時々とても苛立ち，すべての名前を祈ったかを親に聞いて確かめてもらいました。つまり，儀式がきちんと行われていたかを確かめてもらっていたのです。そして彼女は，「もしうっかりお祈りの中で誰かの名前を言い忘れていたら，神様は理解して，それでもみんなを守ってくれると思う？　もし誰かのことを忘れていたら，悪いことが起きて，それって私が全部悪いってことよね？」というように尋ねるのでした。このような質問は，彼女が自分の恐れている結果が起こらないのだという保証を求めるやり方の一例です。

安心を与えるための出来事について説明してください。

_____

_____

_____

_____

_____

　直感的に，あなたは，誰かから安心を得ることをどうして保留するのかに対して疑問に感じるかもしれません。そう考えるのではなく，なぜ安心させるのが有益でないのかを考えましょう。あなたの与える安心がどのようにして不利益となるのでしょうか？

_____

_____

_____

_____

_____

　この保証のサイクルにはまってしまうと，あなたはただ話を聞かない人と話している，または知的な障害がある人と話しているような気分になるかもしれません。より正確にこの罠について理解するには，あなたとあなたの大切な人がレコードを聴いている場面で，レコードの針が飛んで曲の同じところが何度も繰り返されるたびに，片方が針をいちいち前に進めてあげている光景をイメージしてみてください。先に進むためには，あなたがたの両者とも，保証の罠が何であるか気づき，リスクを取ることに同意し，曝露をすることで，その場を終わらせなくてはいけません。あなたが保証を与えるとき，向き合う必要のある不確実さのリスクを減らしてしまっていることを覚えておきましょう。これらのリスクを減らすことで，あなたが OCD に餌を与えているのです。

第4章　OCDではなく，その人を支える　　77

　実体のない不安について，あなたの大切な人に間髪入れず，理屈で対抗しようとする自分に気づくかもしれません。これは，あなたがあなたの大切な人に葛藤しているのではなく，OCDと葛藤しているのです。OCDを持つ人もまたOCDと葛藤しているのです。あなたは理屈で理由づけしますが，OCDを持つ人はOCDから引き起こされる感情で理由づけして話をしているのです。家族は，不安を下げるために説得する（少しの間は効果的ではあるのですが）ことに苛立ちを感じていると報告します。これの残念な事実とは，説得をし続けなければならないだけになるということです。次回あなたの大切な人にOCDの症状が出ているとき，リスクを取ることを助けるよりも，理屈での話し合いや議論で応じてしまう可能性が高いでしょう。議論は，保証を与えるのと同じ流れを持ち，同じ働きをします。

　あなたの大切な人が抱いているOCDの不安に関して議論したり，理論立てて説明したりしようとした状況について書いてください。

_____
_____
_____
_____
_____

　議論や理論づけは，どのようにして不利益になり得るでしょうか？

_____
_____
_____
_____
_____

巻き込まれの罠2：回避

どれくらい頻繁に，あなたは自分の通常の生活をあなたの大切な人の強迫観念や儀式の引き金になってしまう恐れを食い止めることに費やしているでしょうか？　マリリンの家族メンバーは，彼女が掃除をしているところを邪魔することは，再び過剰な掃除を最初からやり直すということを意味しているのを知っていたので，部屋に入るのを避けていました。これは，彼女が台所にいれば，家の違う場所で食事をし，地下室で腰をかけ，彼女が儀式をしている間は待っているということを意味していました。ジョアンの両親は，公共墓地の前を車で走ることを避けていました。それは，墓地が視界に入ることが，OCD の儀式の引き金となるからでした。これは，墓地を避けるために，多くの距離を走らなくてはならないということを意味していました。あらかじめ経路をこれに合わせて計画する必要がありました。

OCD が起こるきっかけを恐れるために，あなたが避けている場所，人，事柄や話題について説明してください。

_____
_____
_____
_____
_____

手を止めて，なぜあなたが行っているこれらの回避が不利益なのかを考えてみましょう。

_____
_____
_____
_____

第4章 OCDではなく，その人を支える　　79

あなたは症状の引き金となることをしない，または言わないようにしている自分に気づくかもしれません。しかし，この回避は必要以上にOCDに敬意を示すもうひとつの方法です。あなたはOCDを止めているのではなく，予想のつかない次のチャンスをつかもうとねらっているOCDが嘘をつくのを許しているだけなのです。

巻き込まれの罠3：時間のかかる儀式に参加してしまう

メリンダの家族は，彼らの娘が一人では取り組めない儀式に複雑な形で巻き込まれていました。彼女の父親は儀式をよく助けており，彼女の数唱が完璧に行えたという保証を与え，彼女の食べる物を消毒し，食べる前には魔法の言葉を言ってあげるのでした。もしこの父親が儀式を間違えれば，もう一度それをくり返さなければなりませんでした。儀式は一日の全体を通してなされ，他の日常生活の流れにおいても，儀式が完了するまでは物事が延期されるのでした。メリンダの両親は，自分たちが年をとり，衰えていく中で，娘がちゃんとやっていけるのか心配でした。どうやってメリンダは生き延びていけるでしょうか？　彼女は餓死しないでしょうか？　彼女が生きていくためには，儀式に参加するしかないと彼らは信じていたのです。これは，OCDが儀式に過剰なまでの参加を要求するようになるまで，どのようにしてそれがゆっくり，静かに，そしてずる賢く育っていったかの例です。最初はその儀式を早く終わらせる手助けでしたが，徐々にあなたはその儀式に欠かせない中心となっていきます。

チェリーのOCDが最悪なときには，彼女の確認の儀式は社会活動のために家族が外出するのを遅れさせることになりました。チェリーの夫であるジムは妻の不安を減らし，時間通りに家を出るために，確認を「助け」始めるのでした。彼女が車で待っている間，彼はあれこれ確認

をし，ドアの鍵を閉めました。チェリーは，自分の責任を夫に転嫁して
いたのです。彼女が感づくようにたとえ彼が「正しく，完璧」にすべて
を確認してはいなかったとしても，災難が起きても彼女は自分のせいだ
とは感じずにすむことができるのです。

　どれくらいの頻度で，あなたの大切な人の儀式に参加していますか？
その儀式を見ているだけのとき，または参加してしまうときの状況につ
いて書いてください。

_____

_____

_____

_____

_____

　儀式に参加することがなぜ不利益なのか，その理由をあげてみましょ
う。

_____

_____

_____

_____

_____

巻き込まれの罠4：決断や簡単な仕事を手伝う
　家族メンバーは，彼らの大切な人のために，選択や決断を代わりにし
てあげなくてはいけないと感じていることをよく報告します。他の巻き
込まれの形と同じように，決断を助けることは，リスクを取るという目
標を弱めてしまいます。これをふまえると，リスクとは，間違うかもし
れない，または必ずしも完璧でない決断に踏み出すことです。

第4章　OCDではなく，その人を支える　　81

　OCDを持つ人は，スーパーで決断できないため買い物を終わらせることができず，それぞれの品物に疑問を抱き，最高で完璧な決断をしようとすることに囚われてしまうかもしれません。「このシリアル，あっちのを買うべきかな？　こっちの徳用サイズの物を買ったほうが節約できるかな？　でも，ちょっと多すぎるかも……もしかすると，他の店で買うべきかな。もし，次の週にもっと安売りをしていたらどうしよう？」。たったひとつの品物を買うか買わないかだけでなく，品物すべてに対して強迫的になり，強迫的な迷いのサイクルにはまることがあります。決断したことについて後悔を避けるために，小さなことであっても最高で完璧な決断をする可能性を追い求めるために，日々の買い物を終えられなくなってしまいます。

　家族メンバーは，大切な人の日々の仕事を助けているのに気づくことがよくあります。ある親たちは，自分の子どもの部屋を掃除してあげます。それは子どもが汚染への恐怖から何時間も繰り返し掃除するのを防ぐためです。夫や妻は，時間を節約し苛立ちを治めるために，パートナーに代わってあげることもよくあります。大切な人が苦しむよりは，自分で芝刈りをし，トイレを掃除し，郵便受けを開けるほうが簡単です。OCDを持つ人はときに，洗濯をするのがとてもやっかいな仕事になります。それはOCDが服を色や形，他の分類に分けることを細かく要求するからです。服をたたみ，しまうときに，OCDを持つ人は4回繰り返して行ったりすることもありますが，これが苛立ちを際立たせるのです。この服をタンスにしまうという仕事が複雑で時間のかかるものになってしまうのです。

　一日の用事を終わらせるために，どれくらいの頻度で，あなたの家族メンバーの小さな決断を助けているでしょうか？　時に，OCDを持つ人は日々の用事や仕事の際に最も完璧で効果がある最適な決断をすることに囚われてしまうことがあります。この迷いや苦悶を終わらせ，一日をきちんと過ごすために，こうした決断をあなたが肩代わりしているこ

とがあるでしょうか。

　OCD を持つ人が決まりごとをするときに，あなたが積極的に関わろうとした状況について書いてください。

_____

_____

_____

_____

_____

　OCD を持つあなたの大切な人が，単純な仕事をこなすのに，あなたが積極的に関わった状況について説明してください。

_____

_____

_____

_____

_____

　思い返してみて，あなたの懸命な関わりは役に立ったでしょうか？それとも逆効果だったでしょうか？

_____

_____

_____

_____

_____

巻き込まれの罠 5：あなたの仕事，家族，社会的な責任やルーチンを変える
　リンダの母は朝に洗濯をすることができなくなっていましたが，それ

は彼女の娘がシャワーに温水をすべて使ってしまうからでした。マリリンの夫は毎日仕事から家に帰ってくると，ガレージで着替えをしなくてはなりませんでした。そしてマリリンが彼の服を「消毒」している間に，手や足についた漂白剤の溶液を，シャワーを浴びる前に洗い流さなくてはなりませんでした。

マリオの持つ頻繁に手を洗う要求と，家族で経営している事業の職場で起こる汚染への恐怖に，マリオの父親は巻き込まれていました。マリオは書類事務だけを行い，顧客とはほとんど会いませんでした。マリオは，顧客と接触していることを理由に，事務所に入る前には，父親に手を洗うように要求していました。

多くの家族が孤立感について口にしますが，それは，OCDの儀式を邪魔してしまうために，友人たちと時間を過ごしたり，家に招くことができないからです。ある人は，大切な人の汚染に対する強迫観念のために，汚染されているとみなされる友人や家族メンバーの身体に触れることをやめたり，こっそりと親類を訪ねて行ったりします。ある女性は，年老いている母親に3年間会っていないと報告しましたが，それは自分の娘が，祖母は汚染されているというOCDの恐怖を持っているからでした。

あなたの大切な人がOCDに対する心配を持っているために，あなたの予定や，一日のルーチンを変えようとすることがありますか？OCDを持つ人のために，自分の仕事に果たすべき責任を変えた状況について書いてください。

_____

_____

_____

_____

_____

OCD を持つ人のために，家族に対する責任を変えた状況について書いてください。

_____

_____

_____

_____

_____

OCD を持つ人のために，社会に対して果たす責任を変えた状況について書いてください。

_____

_____

_____

_____

_____

OCD を持つあなたの大切な人のために，日常のルーチンを変えた状況について書いてください。

_____

_____

_____

_____

_____

あなたは自分の責任を変えたり，OCD に巻き込まれていたりしているとき，どのように感じていますか？

_____

_____

第4章　OCDではなく，その人を支える　　　85

巻き込まれの罠6：あなたの大切な人の責任を先読みしてしまう

　アリシャは夫のディオンが仕事を失うことを恐れていましたが，それ
は彼が家を出るのがたびたび遅くなるからでした。彼女は，自分の予定
を変えて，ディオンの後に家を出るようにしましたが，それは，コン
ロ，パソコン，電灯など，通常は彼がしている確認を彼女が行い，それ
から注意深く鍵をかける約束をしていたからでした。この章の初めでも
話したように，人の責任を負ってしまうことは回避行動と重なるもので
す。

　ある家族は，毎日の郵便配達物の取り扱いが困難で，そこは回避の温
床だと報告しています。彼らは，確認屋である大切な人が戻ってくる前
に，払うべき請求書の入っている郵便物を調べておいてあげたり，小切
手が正しく書けなかった，封筒が適切に封をされていない，何か入れ忘
れるなどの恥ずかしい失敗に対する儀式が繰り返されるのを避けるため
に，先回りして支払いを済ませたりします。マリリンの夫は自分ですべ
ての買い物をしていましたが，それはマリリンが家に入るときに，品物
に対して行ういくつかの除染の儀式に数時間を費やすからでした。悪く
なりやすい食べ物は，彼女が冷蔵庫に入れる準備にあまり長く時間をか
けるために腐ってしまうことがありました。家族メンバーは，このよう
な形で巻き込まれの罠にはまることがありますが，それは彼らの大切な
人に対して申し訳ないという気持ちがあったり，罪悪感から逃れるため
になされることによるのです。

　OCD症状のために，あなたはこれまでに多くの例外を設けたことは
ありますか，または大切な人の責任を負ったことはありますか？　大切

な人に対してそれほど期待していない状況について書いてください。

_____

_____

_____

_____

_____

OCD症状のために，あなたの大切な人の代わりにあなたが責任を負った状況について話してください。

_____

_____

_____

_____

_____

このような余計な責任をあなたが取ることに対して，あなたはどのように感じていますか？

_____

_____

_____

_____

_____

巻き込まれの罠7：異常な行動や状況に耐える

いくつかの家族は，彼らの大切な人のOCDが溜め込みと関連することや，調理器具に対する汚染恐怖のために自宅にあるそれらの器具を使うことができず，近所の家で料理をしなくてはならないと報告しています。サンディの家族メンバーは，家の中をやっとの思いで歩いていまし

第4章　OCDではなく，その人を支える　　87

たが，それは見た目には役に立たないものが散乱していたからです。彼
女が集めた100匹近くの猫による臭いは，ほとんど耐えられないものと
なっていました。

　マリオの父親は，マリオが客と接触しないことに恥ずかしさを覚えて
いました。マリオは握手をすることを拒絶し，誰かに触られることを恐
れ，手をポケットに入れているか，自分の前に家族を立たせていまし
た。もし誰かが彼に触れたり，彼が汚染されていると考えている物に触
れてしまうと，彼は自分の手を洗いに足早に洗面所に歩いていくので
す。彼がどこに行くかを告げることはまれで，取り残された客は一体ど
うなっているのだろうかと首を傾げるのでした。

　恥ずかしさや普通ではない行動に耐えてしまうことはありますか？
あなたの大切な人がすることで恥ずかしさを感じたり，普通でない行動
に対して，あなたが耐えてしまったりする状況について書いてくださ
い。

_____

_____

_____

_____

_____

　あなたが自宅で我慢している，不快で害をもたらすような生活状況に
ついて書いてください。

_____

_____

_____

_____

_____

これらの状況は普通ではないと認識していますか，そうであってもその状況をあなたの生活様式の一部だと受け止めなければいけないと思いますか？　誰かを自宅に呼ぶことは恥ずかしいと感じますか？　誰かを自宅に呼ぶと恥ずかしいとあなたが思った状況について書いてください。

_____

_____

_____

_____

_____

支えるということについて違った考え方をする

　先に記した例では，家族が OCD を持つ人をどのように助け，支えるかを紹介してきました。あなたがこれまでに見てきたように，家族は知らず知らずのうちに，助けたいと願いつつ，巻き込まれの罠にはまってしまうことがあります。これまでの例や話の中には，あなた自身の状況に近いものはありましたか？　自分の状況について違う視点の考えや，新しい考え方はありますか？　もしあれば，どのようなものですか？

_____

_____

_____

_____

_____

❖巻き込まれはどれくらい一般的なのでしょうか？
　直感的に，私たちは大切な人の恐れを和らげたり，緊張を落ち着かせたりするために，似たような行動をしているものです。しかし，大

切な人の OCD による恐れを直感的に和らげようとしているのなら，それは知らず知らずのうちに OCD を育ててしまっているのかもしれません。理由のひとつは，OCD がとてもずる賢いということです。このような行動が OCD の症状を強めているかを見極めるのは大変難しいことです。巻き込まれの反応は，最初は OCD への対処の仕方としてうまくいっているように見えるのですが，大抵は，強迫観念や強迫行為が続くにつれ，その効果がなくなってしまいます。よくある結果は，保証をよりたくさん，頻繁に行っていたり，より複雑で時間のかかる儀式に参加したりしてしまっている自分に気づくことです。

　あなたの巻き込まれてしまう反応の仕方を明確にすることは，重要です。なぜなら OCD を持つ人に対してのあなた自身の反応の仕方は，あなたの大切な人や，他の家族のメンバーにも影響があるからです。もし，あなたの大切な人の OCD に巻き込まれてしまっているとするならば，それはあなただけのことではありません。このようなやり方で問題を解決しようとしているのはあなただけではないですし，このような方法であなたの大切な人の世話（ケア）をしようとしているのも一人だけではありません。最近の調査では，約 60％の OCD に苦しむ人を持つ家族が，儀式に関わり，その大切な人が恐れる物や状況を避けたり，実際には存在しない恐れに保証を与えることに苦しんでいると報告されています（Calvacoressi et al., 1995）。

❖巻き込まれ行動に関する 4 つの結論

　ここでは，最近の調査や，先に述べた巻き込まれの罠のタイプに関する私たちの臨床経験を元にした 4 つの結論について述べます。

1. **巻き込まれ行動と OCD の症状の重症度，個人と家族の機能には密接な関係があります。**

家族が巻き込まれ行動に参加すればするほど，OCD を持つ人の症状はより重症になり，機能が低くなるでしょう。機能するとは，決断する，仕事や活動をこなす，学校，職場，家などでうまくやっていける能力を持っているという意味です。うまくやれるといっても，他の人々が期待するよりも低いレベルで機能することもありえます。

ここでは，巻き込まれがどのように症状の深刻度と機能とに関連するか例示したいと思います。あなたはあなたの大切な人に保証を与え続けていることに気づいたとします。保証を与えているのにもかかわらず，継続的に同じ種類の質問が投げかけられます。この状況で，あなたは特定の OCD の恐れまたは強迫観念に餌を与え続けていることになります。あなたの大切な人は，確実さを与えられることを望んで，保証を求めているのです。保証を与えれば与えるほど，不安を落ち着かせ，確実さを得るために，あなたの保証に頼るようになります。不安や苛立ちを和らげるために，あなたの大切な人があなたに頼れば頼るほど，その人が機能するために必要な能力に影響を与えてしまいます。

2. 巻き込まれ行動をしている家族が増えれば増えるほど，家族の機能不全，OCD を持つ人への否定的な態度のレベルも高まります。

否定的な感情は，あなたと大切な人との関係に楔（くさび）を打ち込んでいきます。否定的な感情のいくつかについては，先の章で述べました。巻き込まれは，怒りや敵意といった否定的態度と共に起こるものです。これは家族の間に衝突や痛々しい感情を引き起こし得ます。別の言い方をすると，衝突を避けるということは，家族の間に大きな隔たりを作ることになります。衝突と大きな隔たりは，家族の機能不全を強めていきます。

家族メンバーの責任や役割を不適切に変えること（OCD を持つ親のケアのため，子どもにいき過ぎた頼り方をするなど）も，家族の機能不全を引き起こします。例えば，マリリンの夫は，妻が邪魔をされずに儀

式を行う数時間のため，子どもを週に数日間連れ出すように頼まれていました。彼は妻に対して怒りを感じており，子どもも彼の否定的な感情によく気づいていました。彼は時々激しく怒り，妻に出て行くよう脅しましたが，それは子どもに父親から見捨てられるのではないかという恐怖を感じさせていました。彼の行動はOCDによる巻き込まれだったのですが，彼の様々な否定的な感情が家族の機能不全において重要な部分を占めたのです。

3. 家族のメンバーが回避や巻き込まれ行動を減らせば，彼らの大切な人は治療にうまく乗ることができます。

　治療は，OCDを持つ人にリスクを取ることを求めます。リスクを取るという意味は，彼らが普段と違うモードでOCDに対応し，OCDによる強迫的なメッセージに対して異なる反応の仕方を学ぶということです。彼らは，治療の中で目標を設定し，OCDに対する反応のパターンを変えていくステップを踏んでいきます。そんな最中でも，家族は今までと同じ反応のパターンを続けることがしばしばあり，知らず知らずのうちにOCDを育ててしまうことがあります。その人がOCDを育てることを減らしていくのを，家族が一緒に目指しているのなら，家族は皆共通の問題と戦っているのです。このような協力的な歩みは，あなたの大切な人に対してではなく，OCDに対して戦いを挑んでいこうとする雰囲気作りの助けになります。このようにすることで，ERPはさらに効果的なものとなります。

　チェリーは当初，夫や息子をERPに参加させることに躊躇していました。自分がリスクを取ってOCDと戦うために家族に何ができるか言うのを先延ばしにしていたほどでした。それは，彼女が家を出るときに確認をする助けをやめてもらうということでした。彼女にとってさらに苦しいことは，家族に自分が保証を求めたときに応えないよう告げるこ

とでした。彼女が立ち向かえると強く感じるまで、ひとつの約束をしました。家族は、チェリーに保証を一度だけ与えて、その後は「あなたの健康のために、あなたの質問にまた答えることはしません」と言うことに同意してもらいました。彼女の息子は時に、コメディアンのようにふざけて「自分の健康のために、あなたの質問には答えられない」と答えたりしました。このように家族に参加してもらうことは、チェリーの回復プロセスの重要なパートになりました。

4. OCD を持つ人にとって、家庭環境は重要な影響をもたらします。

　家族メンバーが強い批判、敵意、怒りを表すことは、OCD を持つ大切な人には否定的な影響をもたらします。感情表現には、過剰な批判、敵意、怒りが含まれています。このような形での感情は、症状の再発と関連します。個々の家族メンバーがより強く感情的になればなるほど（敵意や批判的な形で）、症状の再発はより高い可能性を持つようになります。

　すでにお話ししたように、否定的な感情が家族内で高まると OCD に餌をやることになります。敵意は、批判や傷つけ合う言い争いに発展します。すると、OCD を持つ人は、強い苛立ち、恥、罪悪感、その他にも自分をどう捉えるかに影響する否定的な感情を抱くようになります。このような感情は、変化に対するモチベーションや、CBT を一生懸命に実施することに悪影響をもたらします。治療はそれ自体十分に大変ですので、家族のサポートが治療の成功においては重要な要素になります。

❖なぜ家族のメンバーは巻き込まれるのでしょうか？
　なぜ家族が巻き込まれてしまうのかについて触れる前に、あなたの状況について考える時間を少し取ってみましょう。次の「あなたの巻き込

まれを探る」リストを完成させてみてください。他の家族のためにコ
ピーを作って渡し，記入してもらってもいいでしょう。あなたの答えを
話し合ってみてもよいかもしれません。

あなたの巻き込まれを探る

あなたの大切な人の OCD に巻き込まれていますか？　どのような形
で，巻き込まれているでしょうか？

_____

_____

_____

_____

_____

あなたは，なぜ OCD に巻き込まれてしまうのだと思いますか？

_____

_____

_____

_____

_____

OCD に巻き込まれた初めの頃の記憶について書いてください。

_____

_____

_____

_____

_____

あなたはどうして OCD に対してこのような方法で対応しようと決めたのですか？

_____

_____

_____

_____

_____

　OCD が家庭と家族の生活の中で顔を出すようになると，家族は大きな衝突や混乱に苦悩します。日常の場面が感情の爆発や恐れ，感情的な傷つき，そして口論の場として広がっていきます。このような衝突や緊張を何とか弱めようとするのは当然のことです。しばしば，大変残念なことですが，OCD 症状に対しての巻き込まれ反応は，緊張や衝突をうまく緩和してくれるのです。言い方を変えると，これらの方法は一見うまくいっているように見えるのです。

　巻き込まれ行動とは，短期的に見れば，あなたの大切な人の機能を改善する助けとなります。これらの行動は，短期的に緊張を減らしてくれるのです。巻き込まれという助けにより，大切な人は日々の生活を楽しむことができ，学校や仕事に時間通りに到着し，苦痛や苛立ち，混乱を乗り越えることができるのかもしれません。ここで重要なことは，短期的な改善と長期的な改善は相反するということです。長い目で見ると，OCD はこれらの巻き込まれ行動でますますひどくなります。

　家族メンバーは，大切な人を OCD の恐れや脅威から守ってあげようとすることで，かえって OCD の症状に巻き込まれることもあります。例えば，親にとって，子どもが恐れを感じる事柄から守ろうと強く思うことは基本的な本能と言えます。子どもの頃，寝る前に怪獣を怖がり，お母さんやお父さんがクローゼットやベッドの下を確認してもらって安心できたという経験のある人は多くいるのではないでしょうか。配偶者

第4章 OCD ではなく，その人を支える　　95

や親友が，たとえ自分が危険な状況に陥ったとしても，痛みや苦悩から
互いを守ろうとすることはよくあることです。米国の裁判においては，
配偶者は互いに証言をし合うことを要求されません。生命の危機や辛い
出来事から家族メンバーを守りたいと願うためです。巻き込まれや保証
を与えることは，この本能に対して自然な反応のように見えます。以下
の「恐怖を和らげる」リストを完成し，あなたが自分の恐れや他の人の
恐れをどのように和らげているかを探ってみましょう。

恐怖を和らげる

　あなたが親であるなら，あなたの子どもを OCD がもたらす恐怖から
助け出し，恐怖を和らげるために，どのようなことをしてきましたか？

_____

_____

_____

_____

_____

　あなたが子どもの頃，恐怖を抱いたときには，どのようにそれを和ら
げていましたか？

_____

_____

_____

_____

_____

　大人になってから，あなたは自分の恐怖をどのように和らげています
か？

_____

_____

_____

_____

_____

大人として，あなたはあなたの大切な人の恐怖をどのように和らげて
いますか？

_____

_____

_____

_____

_____

　家族メンバーは，自ら抱く恐怖から，大切な人の OCD に巻き込まれ
ます。いくつかの家族は，巻き込まれることを家族が拒むと，大切な人
が怒りだしてしまうと報告しています。家族は，OCD を持つ家族メン
バーの否定的な反応や怒りが怖いのです。彼らは，その怒りの爆発や，
否定的に強く反応することを避けるために，巻き込まれるのです。彼ら
は自分の感情や不安を抑えるために，巻き込まれという応急処置に飛び
ついてしまい，次の OCD のエピソードが現れるまではうまくいくとい
う経験をします。どうか気づいていただきたいと思います。巻き込まれ
とは，多くの場合，短期的な応急処置であって，長期的に見ると問題と
なっていることを，あなたは今学んでいます。最初はうまくいきます
が，OCD の要求が強まると，OCD の要求に合った方法により自分を合
わせていく努力をすることになります。
　他にも，あなたの大切な人が OCD に葛藤することにつながる，巻き
込まれ行動による否定的な影響があります。あなたが巻き込まれると

き，あなたはうっかりと，「まあいいだろう，OCDによる恐れや脅威に対応するためには，儀式を行うことは致し方がない」というメッセージを出してしまいます。あなたが巻き込まれることと，あなたの大切な人が行っている儀式は，OCDに対して敬意を払いすぎています。OCDからあなたの大切な人を守るために，その人がそれ以外の方法では対処できないと考える見本を示してしまっています。ここで発信されてしまうメッセージは，あなたの大切な人は，恐れや不確かさ，そしてOCDに勝ち，OCDを克服するために必要なリスクを取るには弱すぎるということです。

まとめ

　家族メンバーは，混乱，罪悪感，恐れ，怒り，疑い，失望，錯乱，無力感，絶望感などを抱くことがあります。このような感情を和らげるために，OCDの要求を満たす様々な方法に関わってしまうことがあるのです。これらの行動がOCDを育てていることを知ると，彼らはさらに罪悪感に圧倒されることになります。このようにOCDを養ってしまっている行動とは，儀式への参加，OCDを持つ人との議論，批判やなじることなどを含みます。これらは，OCDに対する一般的な感情であり，反応であることに気づくことが重要です。それらを認めることは，あなたが大切な人に対して，より健康的で支持的な対処法を選択するのに役立つでしょう。

　巻き込まれの罠は，曝露の治療的な目的やリスクを取ることを忘れさせます。巻き込まれの罠は，一時的に緊張や衝突を減らし，あなたの大切な人の機能を短期的には助けます。しかしながら，長期的に見た回復のためのサポートをしているとは言えません。次の章では，適応的なモデルを示しながら，家族の取り決めについて紹介します。適応という意味は，恐れを感じ，恐れに向き合うことです。家族の取り決めは，あな

たの大切な人を励ますことと，その難しさを認識することとのバランス
を考慮します。一方，彼，または彼女が OCD に打ち克つことを信じて
いるというメッセージを発信することになります。

第5章

家族との取り決めの必要性

　前の章では，OCD を持つ人々が陥りやすい罠や，彼らにとって大切な人が直面するであろう事柄について紹介してきました。他の家族と同様に，あなたは自分が知っていることをもとに最善を尽くしてきたことでしょう。OCD を持つ人の不安を減らすために，あなたは巻き込まれ，様々なことを行ってきたのです。ここであなたにチャレンジしていただきたいことは，新しい反応の仕方を学び，それを実行することです。いくつかの事柄は実行することが大変難しいものですが，あなたが巻き込まれていても，その人を愛す理由を持っているのならば，実行することができるでしょう。あなたはその人を愛しているからこそこの本を読み，あなたができることで本当の助けとなることを見つけようとしているのですから。

　次のステップは，重い OCD の症状が出ているときに，あなたが担っている役割についての理解を深めることです。OCD を持つ人の家族はそれぞれ違いますが，経験していることには共通点が存在します。巻き込まれる行動，否定的な感情，回避など，OCD に対する多くの反応には共通した部分があります。あなたの目標は，OCD が見られる場面と，それらに対する反応を変えていくことです。

　家族メンバーの多くは，OCD が見られる困難な状況において，罪悪感や自責の念，混乱，自分の感情にどう対処したらよいのかというやり

場のない怒りなどを同じように繰り返し感じています。あなたはOCDを持つ大切な人に対しての反応の仕方について後悔したことはありませんか？　別の関係を持ちたいと望んだことはありませんか？　前の章で述べた，家族が経験する巻き込まれについて，自分もそうだと思いあたることはありませんでしたか？　これらは，家族メンバーが，OCDを持つ人の儀式において巻き込まれたり，身を守ったりするいくつかのやり方にすぎません。数えきれないほどの家族が同じような経験をしています。

家族の生活：反応の連鎖

　あなたの家族の生活を壊してきた，苛立ち反応のサイクルを続ける必要はありません。あなたの大切な人の持つ強迫観念や強迫行為への反応は，もう一方でその人のあなたに対する反応を決定づけることになります。つまり，この関わり方の悪循環がパターンとなって現れているのです。

❖行動という反応の連鎖
　何も取り決めをしない——p.106に記されている「契約しない−リスクを冒さない」図は，OCDのある場面に対して何の取り決めもなされないままであることを示していますが，このような状況はよくあることです。その後（p.111）に「契約する，またリスクを冒す」図がありますが，適当な計画を立てることにより生じる違いに気づくでしょう。ここからは，ゴンザレス家の話を考えてみましょう。リタ・ゴンザレスは，夫のホセをどのように助けたらよいかがわからず，苛立ち，混乱し，無力感を感じていました。OCDが侵入してきて，ホセだけではなく，彼の人間関係にも怒りが向けられるようになりました。ホセが感じる持ち物の順番や確認に関する確信のなさや強迫観念は，繰り返し彼の

鞄を確認させ，彼は週に何日間もクラスに遅刻することになりました。OCD のせいで，大学で受講している2クラスさえ修了することが難しくなっていたのです。

❖反応の連鎖を学ぶ役割

そこで，ホセとリタがこれまでに学んできた関わり方とパターンの連鎖に目を向けていきましょう。ホセは儀式で OCD に反応をしてきました。儀式に時間がかかりすぎたり，うまくいかなかったりしたとき（儀式を行っているにもかかわらず，不安や不確かさを感じ続けているとき），リタに保証と手伝いを求めるということで反応をしてきました。

保証を求めることは，儀式のひとつとしてとらえるべきだと覚えておきましょう。これには儀式と同じ目的があるからです。OCD を持つ人は，強迫観念によってもたらされる不安を和らげるために保証を求めるのです。

リタは保証を与え，確認の儀式に巻き込まれることでホセに対応をしてきました。何度か保証や巻き込まれを繰り返した後，ホセは気分がよくなり，登校することができたのです。それは，儀式と巻き込まれがうまくいったから，実現できたことでした。しかしながら，儀式や保証，巻き込まれなどは非適応的な行動であり，OCD を育て，さらに強めることになります。

❖反応の連鎖に見られる強化の役割

反応の連鎖が何をし，どのように持続していくかを理解することが重要です。強化という行動理論の基本的な理念から考え始めてみましょう。行動理論によると，行動や反応は，その人の喜びや望んでいる事柄があるときには強化が起こると言います。この理論をわかりやすいものにするために，アイスクリームが大好きなジョニーという少年に例えてみましょう。ジョニーにとって，アイスクリームは大好きな，とても欲

しいものです。アイスクリームがない状態よりも，ある状態のほうがよいのです。つまり，強化がここにあります。ジョニーと彼のお母さんは話し合いをします。犬を散歩に連れて行ったら，アイスクリームを買ってもらえるということになりました。犬を散歩に連れて行く（行動）ことは，繰り返しアイスクリーム（強化子，または報酬）により先導されているので，その行動は強化されていると言うことができます。

　OCD を持つ人にとって，儀式や巻き込みは，強まる不安や不確かさを和らげてくれるものになっています。不安や不確かさからの解放は，望んでいる結果なのです。結局のところ，不安を感じるよりは感じないほうがよいのです。儀式や巻き込み（行動）が，継続する不安からの解放（強化子）に先導されている場合，儀式や巻き込み行動は，不安や不快感が削減される（または，不安や不快感を避けられる）という報酬によって強化されているのです。

　ホセが儀式を行うことで強化が起こりますが，つまりその儀式は，彼を不安から解放してくれるという報酬を与えていると考えられます。リタは，保証や巻き込まれることで強化されていました。ホセが不安から解放されていくのを見て，彼女自身も OCD のある場面による不安から解放されるので，自分自身の巻き込まれ行動を介して報酬を受け取っていると言えます。

❖強化：同じことをさらに期待すること

　次に述べる概念は，儀式や巻き込みに関連するもので，将来的に起こる状況に影響を与えるものです。反応ややり取りが繰り返し強化されると，結果的に次に同じような状況が起こったときに，同じ行動で反応する確率が高くなります。ジョニーの例えを思い出してみましょう。彼は犬の散歩に行くように頼まれると，その頼みを引き受け続けるようになりますが，それは母親の頼みがアイスクリームによって繰り返し強化されているからです。

第5章　家族との取り決めの必要性　　103

　では，この概念をリタとホセの状況に当てはめてみましょう。ホセは儀式や巻き込まれ，保証によって不安から逃れることで，繰り返し強化されていました。そのため，次に彼が不安や不確かさを感じるときに，このような非適応的な行動に頼ることを増やしていたのです。OCD が見られる場面において，リタは続けて保証や儀式の巻き込まれに応じていましたが，それは過去にうまくいったかのように見えた行動だったのです。巻き込みや保証が OCD を育てているという理解を持たずに，ホセとリタはこのようなやりとりの悪循環を持続させていたのです。このサイクルは OCD を大きく，強くさせていました。付け加えると，それぞれの非適応的な反応は，非適応的な反応を継続させる可能性を大きくするだけです。

　もちろん，家族のメンバーが保証や巻き込みを求められたときに，これまでと違った方法をとることができます。No を言う契約（取り決め）では，p.111 の「契約する，またリスクを冒す」図で示しているように，保証や巻き込みを求められたときに，No を言う決断をすることができます。これは，ホセとリタの間にもよく起こることでした。あるときは苛立ちや我慢ならない怒りなどを感じたときに，リタはホセの儀式である確認や保証または援助の要求に巻き込まれることを拒んだものでした。またあるときは，助けが根本的な問題の解決にならないと気づいたために，単に応じることをしません。

　リタがホセの求めを拒むと，ホセの不安はすぐに大きくなり，彼の対処できる枠を大きく超えてしまっているかのように見えました。ホセは，怒りを爆発させるか，泣き叫ぶかのいずれかで反応していました。これまでリタは OCD に対処するための取り決めをしていなかったので，どのように対応したらよいか準備ができていませんでした。強く求められると，彼女は保証や巻き込まれに応じてしまうのでした。彼女は次は状況が変わってくるはずだと常に希望を持ってきました。しかし結果的に OCD は大きくなり，強まっていったのです。そして，OCD が

勝利しつづけてきました。

ルールを変えること

　ホセとリタのサイクルにおいては，リタは時に再保証と巻き込み行動を求めるホセの懇願に逆らうことができました。彼女は積極的に OCD に餌を与える［訳注：OCD の症状に燃料を与えるという意味で，OCD を育てるという意味も持つ］ことを行っていたわけではなかったので，この選択はより適切なものでした。けれども，リタが意外な反応をするということは，問題の解決にはなりませんでした。リタが再保証を与えないことが，ホセと彼の OCD にさらに悪影響を及ぼしていたからです。リタがホセの儀式に手を貸さないと，彼はしばしばリタから見捨てられたと感じるのでした。結局，ホセは，リタが自分に手を貸してくれることを通じて，彼女が，OCD のまっただ中でも彼に保証を与え，巻き込まれに応じる，ということを学んでしまったのです。この OCD がある場面で，何が間違っていたのでしょうか？　やむを得ずに彼女はときどきあきらめてしまい，彼が求める巻き込みや再保証を与えてしまいました。なぜ彼女は進んでホセを助けるということができなかったのでしょうか？

　ではジョニーとアイスクリームの例に移りましょう。この 2 週間，ジョニーの母親は彼が犬の散歩に連れていったときにはアイスクリームを彼にあげていました。そしてある日突然，彼女はルールを変えました。もしジョニーに相談せずに，犬の散歩に連れていってもアイスクリームをあげないと決めたらどうでしょう？　ジョニーがこの状況をどう思うか想像してください。彼は母親に対してどう感じると思いますか？　彼が母親に対してどのような態度をとると思いますか？

　このシナリオを，あなたが大切な人と共有している自分の経験にあてはめてください。OCD の再発に対するあなたの典型的な反応は，再保

証を与えること，または巻き込まれることです。これまでの相互作用の
結果として，あなたの大切な人にあなたが再保証を与えたり，巻き込ま
れることを実際に期待させてしまったのです。基本的には，あなたがた
は気づかない間に一連のルールを作っていて，お互いの反応を期待する
ようになっていました。もし事前の話し合いや同意がないのに，再保証
を与えない，または巻き込まれないとあなたが決めたとします。あなた
がこのように決定することで，あなたやあなたの大切な人が作ってきた
ルールや期待を無視してしまいました。あなただけでルールを変えれ
ば，あなたは自分自身を取り戻せますが，あなたの大切な人は次に何が
起きるのか予想できなくなってしまいます。OCD が現れているまった
だ中で，あなたがどのようにルールを変えてきたのかを検証するため
に，p.107 の「ルール変更表」を完成させてください。

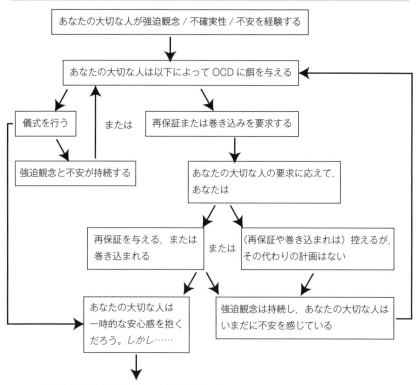

第5章　家族との取り決めの必要性　　107

ルール変更表

　あなたは，OCD の症状が出ている最中，大切な人との関わり方の
ルールを変更したことはありますか？　そのときの状況を記入してくだ
さい。そして彼，または彼女がこの状況でどのように感じていると考え
ているかを記入してください。

_____

_____

_____

_____

_____

　この変化に対してのあなたの大切な人の反応のうち，あなたが不意を
つかれた反応はどのようなものでしたか？　大切な人に対してあなたは
どのように応えましたか？

_____

_____

_____

_____

_____

　あなたの反応は OCD からの回復を助けましたか？　または回復の妨
げとなりましたか？　その結果どうなりましたか？

_____

_____

_____

_____

_____

❖急に断ち切るとなぜうまくいかないのでしょうか

　不意にルールを変更する際に考慮する点が他にもあります。巻き込まれ行動を抑えると OCD は餌を与えられないというよい結果につながります。しかし，ほとんどの例で実際にはそううまくはいきません。唐突にこれまでやってきた方法を変える，または急に断ち切ると，望まれているような結果が出ないことがあるのです。あなたの反応によって OCD に餌を与えていないとしても，あなたの大切な人は強迫観念に対する不安や不確実性に苦しむでしょう。大抵の場合，再保証や巻き込まれ行動がなくても，OCD を持つ本人はあなたの関わりを要求しなくてもよい別の儀式をただ行うだけなのです。彼または彼女自身の想像力は，しばしばその儀式の代わりのバージョンを編み出していきます。結果は何も変わらないままなのです──OCD はもっと餌を与えられ，より大きく，そしてより強くなります。

❖別の見方をすること

　ホセとリタの状況をもう一度見てみましょう。ホセが 4 週間の治療をしている間，彼とリタは，彼の OCD からの回復プロセスを数歩前進させていました。彼らは，OCD に餌を与えるような儀式，再保証，巻き込まれが果たす役割や，それがさらに OCD を強くしていることを理解しました。また OCD が空腹であるときに，OCD に餌を与える以外にもできることがあることを理解しました。また彼らが OCD に巻き込まれ，OCD をくつろがせる時間が長ければ長いほど，この招かれざる宿泊客は長い間滞在することを理解しました。そして最も大切なことは，彼らが，正しい方法での挑戦に契約し，チームワークでアプローチしていくことに同意をしたことです。

❖行動に関する取り決め

　ホセの強迫観念と不確実感が，彼の鞄を毎日授業に出席する前に繰り

第5章　家族との取り決めの必要性　　109

返し確認させていました。その儀式のために，彼が週に何日間もクラスに遅刻していたのを覚えておられるでしょう。さらに大変な時期には，ホセは自分の確認儀式に関してリタに再保証を求め，助けてほしいと頼むという手段に出ました。リタは愛情や恐れ，欲求不満のために儀式というホセの OCD の世界に従い，入りこんでいくのです。その結果，彼らは OCD に餌を与えることになり，OCD がさらに強くなると，悪循環は強固なものになっていきました。

　p.111 の「契約する，またリスクを冒す」の図には，取り決めたプロセスに沿って曝露反応妨害法（ERP）を実施するとどのような変化が生じるのかが記されています。OCD のある場面は，ホセが鞄に関する強迫観念を経験したときから始まります。「僕は自分の鞄に必要なものすべてを入れたのかわからない。もし入れていなかったらどうなるのだろう？　もし何か忘れ物をしてしまい，その後それが必要になったらどうなるのだろう？」。彼が最初に考えたのは，儀式の不確実さと不安に対する反応のことでした。結局のところ，それはこれまでに強化されてきた反応でした。けれども彼は自分には選択肢があることを覚えました。彼は短期的に安心感を得るために，空腹の OCD に餌を与えることを選択できました。または取り決めに従い，その代わりとして ERP を実施することも選択できました。ERP を選べば短期的に不安が増加することはわかっていました。けれども OCD を空腹にさせて弱めていくことは，彼自身が強くなることに少し役立ちました。短期的な安心感を求めるよりも，彼は OCD からの長期的な解放を選びました。そしてホセとリタが取り決めを行う際に立てた計画に沿って，ホセが OCD に対抗するときにはリタの助けを得られることを知っていました。彼は，今までとは違う自分を OCD に見せつけるときなのだと決心しました。この招かれざる宿泊客を，永久に起き上がれないくらい叩きのめすときがきたのです。

　最初にホセは自分の鞄を確認したいという衝動に抵抗しようと試みま

した。彼は2，3分の間抵抗することはできましたが，OCDは「要求水準を上げること」を続けてきました。OCDは餌が得られないことを好みませんでした。OCDは声の音量を上げてホセにさらにプレッシャーをかけました。「もし〜だったら？」という考えはますます頻繁に生じ，ますます大きくなっていきました。ホセはOCDから受けているプレッシャーを，不安の高まりや確認衝動の強まりの中で体験していました。彼は一瞬儀式を行いたいと心の底から思いました。けれどもOCDが降参するのに十分な時間を耐えられれば自分は勝てると自らに言い聞かせていました。

　OCDがホセにさらにプレッシャーをかけ続けたので，彼は強化を使うことを選択しました。彼はリタの助けを求めることができました。今では2人でOCDに挑んでいるのです。彼らが取り決めの中で合意したように，リタはOCDとの闘いの中に一歩足を踏み入れ，ホセと一緒に闘いに参加しました。リタに再保証を求めたり彼の鞄の中身を確認して欲しいと頼む代わりに，ホセは確認したい衝動への抵抗に助けを求めました。その結果彼はOCDを打ち負かしました。2人は一致団結してOCDを攻撃しました。ときに彼らはOCDと言葉遊びをしました。それはまずホセがこう言うことから始まります。「僕は悩みの種に今まさに悩まされている。悩みの種は僕に対して，鞄の中身や他の物も確認しなければいけないと言うだろう……たぶん僕は必要な物すべてを鞄に入れていないかもしれない，もしかしたら，入れているかもしれない。でも僕はそれを今すぐに確認しなくても生きていける。だからOCDを追いだせるんだ！」。

　そしてリタがそれに続けます。「それから，ホセが必要な物すべてを持っていないことに後から気づいても，彼はその状況に対処できるでしょう。でも，彼が今それを考える必要はありません。彼はそれが起こるという可能性に対して，それが起きたそのときに対処するでしょう。ホセを巻き込んでいるOCD！　今回はあなたのやりたいようにはさせ

第 5 章　家族との取り決めの必要性　　111

ない！」。OCD と数分以上闘うと，不確実感や不安感は消え，確認したいという衝動は去っていきます。以下の「契約する，またリスクを冒す」図には，契約終結時の典型的な OCD に対する選択肢が示されています。この図で，あなたとあなたの大切な人との取り決めによってもたらされる報酬を明確に確認できるでしょう。

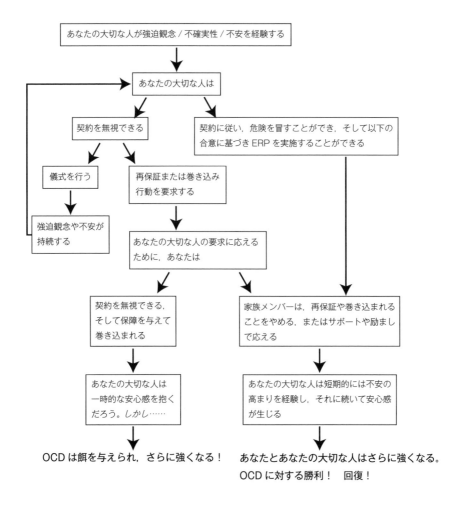

反応サイクルを学び直す中での強化の役割

　それではホセとリタが取り決めを行うプロセスで学んだことを振り返りましょう。この章では，あなたの大切な人，あなた自身，そしてOCDとの間で生じる反応サイクルの展開における強化の役割についてすでに話し合ってきました。強化はERPや契約課程の中でも同じくらい重要な役割を果たしています。強化によって，誰もが治療的で支持的な対応，つまりリスクを冒して回復することを奨励する対応を学ぶことができます。また同時に不健全な反応のサイクルを「意識的に忘れる」ために役立ちます。あなたをこの状況に進ませてきたこれまでのプロセスは，これからも同様にあなたを前に進ませてくれるはずです。もう一度，行動理論における2つの重要な原則について考えてみましょう。

1. **行動と反応は，その個人が楽しい，または好ましいと思うことや出来事に続いて強化される。**

　もし，契約を結ぶホセとリタの経験にこの原則を応用するならば，ホセは儀式を行わないことのほうが強化されるのです。彼は儀式を行わないよう辛抱して儀式に抵抗しました。その結果，彼は不確実性や不安から解放されるという報酬を得ました。彼はたとえ不安を中和させるために何もしなかったとしても——不安が去るまでただ待っていると——不安自身が去っていくことを学びました。

　リタもまた，ホセを支えることを強化し，ERPとリスクを冒すことを強化しました。彼女はOCDの瞬間ホセを支えることができましたし，ホセは儀式を行わずにOCDの中にじっと留まることができました。同様に，リタはOCDにホセが勝利するのを目の当たりにすること，OCDの瞬間にホセが不安から解放されるのを経験することで報わ

れました。

　OCD が働く瞬間に繰り返し介入したり，計画通りの対応がなされると，お互いに対する，または OCD に対する新しい反応は強化され，ますます強固なものになりました。同時に OCD 反応の悪循環に餌を与えていた以前の反応は「意識的に忘れられ」ました。最終的に得たのはOCD とお互いに対する新しい対応方法で，それは家族を団結させると同時に OCD を弱らせていきました。

　2. 反応や相互作用が繰り返し強化されると，この次，または同じような状況が生じたときに，同じ行動をとって反応する可能性が増大する。

　取り決めを行うプロセスを経て得た合意に基づき ERP を繰り返し実施する中で，ホセは同じような状況に直面すると，（儀式，再保証，巻き込みよりも）ERP とリスクを取ることに頼るようになりました。リタは，ERP を励ますという取り決めた役割をし続けました。なぜならこの対応で過去数回うまくいったことがあったからです。

　ホセとリタが，どの儀式，どの巻き込み，どの再保証が OCD に餌を与える方法なのかしっかりと理解できたとき，彼らは OCD の瞬間に対して様々な治療的な選択を意識的にとれるようになりました。彼らはそれまで続いていた相互作用の悪循環に身動きがとれなくなることはもうなくなりました。彼らはお互いを支え，お互いを強くさせる方法で対応しました。彼らは協力して OCD を弱らせ，彼らの生活の中のちっぽけな存在へと追いやりました。

　あなたはホセとリタにとって取り決めがどれほど役立っていたのか理解できたでしょう。次の章では，あなたの家族が問題を解決する手段である取り決めについて続けてお話ししていきましょう。あなたは，取り決めと対応のプロセスを違った形で経験することになるでしょう。

OCD に対する取り決めと戦略的な姿勢によって，あなたは大切な人と一緒に，OCD のためにあなたがたが経験している反応サイクルを終わらせるよう取り組むことができるでしょう。

まとめ

　あなたは，OCD による難しい状況に繰り返し直面し，自分の反応の仕方について罪悪感や後悔，苛立ち，怒りを感じているかもしれません。大切な人の儀式に囚われているとするなら，それはあなただけではありません。あなたは今，OCD を育て，強めてしまう儀式，保証，巻き込まれなどの役割を理解し始めたのです。

　強化には，大切な人，あなた自身，そしてその OCD との間に，反応の連鎖を形成するという重要な役割があります。保証や儀式に参加することは，初めの不安を和らげる働きはしますが，次にあなたが似たような状況に直面したときに同じ反応をしてしまうことを強めます。これは，回復において重要な役割を持っていると言えます。治療のプロセスについて取り決めを行うことで，この強化を OCD に対してなされていた不健全な反応を学び直す助けとして用いることができます。

第6章

取り決め，家族問題の解決法

　悪循環を断つためには，これまでとは違った反応をしなければなりません。OCD を持つ人が治療的で役立つ方法を用いて対応するための新たな方法を紹介します。今回，**対応する**という言葉を使っていることに気がつきましたか？　この章では「反応する」と「対応する」の違いを説明したいと思います。一晩で変化することは望めません。あなたの家族の OCD に対する関わりや対応は，徐々に進化し，だんだんと変化していくでしょう。それは，大切な人にいつも儀式に抵抗するのを望めないことや，あなた自身に完璧にふるまうことを望めないことと同じです。自分自身が改善していくことを褒め，完璧を目指さないようにしましょう。

OCD：予期できる場面

　OCD の場面の中には，予期できないために，あなたを油断させ，準備をすることができないこともありますが，たいていは，同じようなことが何度も起こっており，予期はしやすいものです。たとえば，マリリンの夫は，毎朝の食事の際に家族が強いられていた除染儀式について語っています。マリリンは，シリアルのケースやボールやスプーンをきれいに磨き，またそれらがしまわれている戸棚や引き出しも同様にきれ

いに磨いていました。それが終わると，夫にすべてのものが「十分にきれい」かどうかを何度も何度も繰り返し確認させました。これが朝食の前に毎日起こっていたのです。彼女の儀式はすべて終えるのに45分もかかり，そのせいで夫は時々仕事に遅刻しました。言うまでもなく，最近は，夫婦間の緊張が高まり，言い争いになることもしばしばです。この予期できるOCDの場面は苦痛であり，巻き込まれているすべての人がストレスを感じます。OCDを持つ人に何度も起こっていることが今後も起こると予期できる場面を，下に書き出してください。

予期できる OCD の場面

　家族の中で，これまでに何度も起こってきて，今後もそれを予期できるOCDの場面をいくつか書き出してください。

1. _____

_____

_____

2. _____

_____

_____

3. _____

_____

_____

❖あなたたちは皆同じ舟に乗っている

　往々にしてすべての家族がOCDの罠に巻き込まれます。つまり，幸運なことに，大切な人のOCDからの回復には，あなた自身の行動の変化もまた含まれるのです。この意味は，あなたが治療の過程に積極的に参加することで，ある種のコントロールをすることができるということ

第6章 取り決め，家族問題の解決法　　117

です。取り決めをすることは，大切な人がOCDから回復するのと同時に，あなた自身がOCDから回復するのと関係しています。あなた自身もこの強力な，悲しい疾患に巻き込まれているのです。OCDは，悩みの種になり，心を痛ませているのです。

　あなたと大切な人は，OCDが生活の中に入り込んでくることにより，多くの共通した感情や体験をしています。そして，あなたのOCDに対する反応と大切な人のOCDに対する反応の間には共通した脅威がたくさんあるのです。それらの共通した感情や反応を理解することによって，OCDとの戦いの中で，大切な人をよりよく理解することができるようになるでしょう。あなたと人切な人はお互いにOCDに反応しているのです。そしてお互いにOCDの困難な状況から抜け出せないような心境になりがちです。大切な人は，儀式をすることによって，OCDに反応することから抜け出せなくなっています。彼らは，恐ろしいメッセージが頭に浮かんで，確認をしたり，手を洗ったり，整理したり，その他の儀式をしたりするのです。あなたは，大切な人に合わせることによって，OCDに反応することから抜け出せなくなっています。あなたは，OCDに対する反応の中で，彼らと論議したり，再保証したり，参加したり，見学したり，何かを避けたりしがちです。その感情が前向きなものでも後ろ向きなものでも，OCDの不快な瞬間が過ぎ去った後に，その時間における感情の強さが変化するのを体験するでしょう。あなたはほっとするかもしれないし，もっと不快になるかもしれないし，両方とも体験するかもしれません。

　OCDを持つ人の儀式と，あなたの相手に合わせるという行動は両方とも，「その瞬間における」不安や不快感を抑えるための行動です。しかしながら，その行動はどちらもOCDの問題を解決しません。それは，あたかもあなたがその状況に立ち向かっているように見えるかもしれませんが，そうすることによって，また次のOCDの不快な瞬間がすぐにやってきます。あなたと大切な人が同じストレスによって，OCD

に効果のない反応をすればするほど，OCD の勢力は強くなります。回復するためには，大切な人は，OCD の不快な瞬間に，儀式に頼らず対処するのを学ばなくてはならず，あなたは，OCD の不快な瞬間に，相手に合わせる行動をせずに生きていくことを学ばなくてはなりません。儀式と相手に合わせる行動は両方とも OCD の勢力を強めていくだけの行動なのです。

　取り決めをすることは，自由への切符を手にとり，あなたの家族すべてを回復へ導きます。治療的な意味で，支持的になる方法を学ぶことは OCD の不快な瞬間に，希望を持って，効果的な決断をすることができる方向へ導くでしょう。あなたの反応は不快な気分を変え，大切な人のために力になれるという気持ちを与えるでしょう。

　相手に合わせることと儀式は，多くの共通点があるため，相手に合わせることは，「偽儀式」と考えることもできます。偽儀式は，儀式が大切な人にもたらすことと同じことをあなたにもたらします。儀式と同様に，不快な感情や恐ろしい結果を避けるために，あなたは偽儀式に頼っています。以下の，「あなたの回避を探索しましょう」リストを完成させましょう。きっと，他の家族にもこの本を読んでもらいたくなるでしょう。ぜひ，あなたの答えを話し合ってください。

あなたの回避を探索しましょう

　あなたが相手に合わせる偽儀式を行うとき，どんな不快な感情や状況や恐ろしい結果を恐れていますか？

1. _____

_____

_____

2. _____

_____

3. _____

取り決めにおける協力

　取り決めの過程をもっと詳しく議論していきましょう。取り決めというのは，少なくとも2つ以上のグループが，ある論点に対して同意することによって成立します。OCDの不快な瞬間にどう対応するかということに関しての同意は，**行動契約**と呼ばれます。取り決めの過程において，あなたが真剣に向き合えば，OCDを持つ人と家族メンバーは，変化する必要があると感じるでしょう。この過程で，公平で合理的な契約を交渉しましょう。すべての人がその過程に対して言いたいことを言う必要があります。OCDを持つ人が，OCDに対して違う対応をすることがどれだけ大変なことなのか，あなたは知らなければなりません。そしてあなたがOCDに対して違う対応をすることがどれだけ大変なことなのか，OCDを持つ人は知らなくてはいけないのです。

　家族全員で同じ位置に立ちたいと望むなら，OCDを持つ本人を含む，すべての家族がこの本を読むことが役に立つでしょう。全員が同様の情報と戦略を持つことで，よりコミュニケーションがとりやすくなるでしょう。このワークブックは，より効果的なコミュニケーションの手段を構築する基礎だと思ってください。そして取り決めの過程において必要となる，このワークブックの主題や論点を意識し続けてください。この本はすべてのステップに役に立つようデザインされています。

　取り決めは，あなたの大切な人とあなたのOCDからの回復において，重要な戦略です。取り決めを最も効果的にするのは，家族のメンバーが協力しあっているのをお互い認識することです。協力することで

特別な計画が想像でき，期待できるようになるでしょう。取り決めをすることで，OCD によって困難となっている特定の場面に対して詳細な計画を立てることができるでしょう。大切な人の参加や知識ややる気がない中で取り決めや先を見越したアクションプランを考案しても，それを実行することは難しいでしょう。その取り決めを実行させるのは，あなたと大切な人の両方なのです。第 11 章では，大切な人が治療を拒否したらどうすべきかを議論します。

❖先を見越した問題解決

OCD の不快な瞬間よりも前に計画しておくことによって，あなたと大切な人が先を見越した問題解決の取り決めを作成することができます。取り決めを作るということは，コミュニケーションの方法やコミュニケーションに不足しているものを変化させます。OCD によって動かされている特定の場面に直面する場合の取り決めを作ることになるでしょう。

この取り決めによる戦略は，家族が OCD の不快な瞬間に反応する典型的な流れの代替案を提供します。取り決めによって，あなたはサポートするということはどういうことなのかを明確に再定義することになるでしょう。取り決めはあなたに，OCD によって困難になった瞬間に，ただ**反応する**のではなく，"**対応する**"機会を与えます。対応することと反応することの違いは何でしょうか？ 対応するというのは，戦略や哲学を基に，前もって計画し，よく考えたアプローチです。対応するということは，全員が一団となって動いている間，統制しているという気持ちを持て，曝露反応妨害法（ERP）の長期の目標を達成するアプローチをサポートするものです。それに対して OCD に反応するというのは，しばしば衝動的であり，制御不能という気持ちにさせます。反応することは通常，皆の気分を悪くさせ，あなたと大切な人の，OCD から自由になるという長期の目標を阻害します。

第 6 章　取り決め，家族問題の解決法　　121

　リンダの母親は，リンダの OCD に反応しており，ストレスを感じ，混乱し，無力さを感じていました。彼女はリンダのために，寝室とトイレを毎日片付け，汚染する可能性のあるものすべてを取り除いていました。それは短期的には役に立ちます。しかし，部屋掃除の儀式はより念入りになり，ついにリンダは，シャワーの前に必ず母親にバスルームを掃除してもらうようになりました。掃除を手伝うことは，短期間の取り繕いです。取り決めをすることによって，リンダとリンダの母親がチームとして，OCD に対してどのようにより治療的に反応するかということが決定します。

❖感情に基づいた決定：こう感じるから，こう対処する……

　この計画されたチームアプローチのひとつの利点は，OCD の激しい感情が湧き立つ時間に起こる，感情に基づいた理由づけを避けることができることです。感情を基にした捉え方というのは，理論や判断に基づいて推論するのとは異なっています。感情だけに基づいて推論することは，間違った決定や，間違った判断を導いてしまいます。これは，緊張が高まって，皆が感情が湧き立つ時間に打ちのめされているように感じているときに起こります。イライラしていたり，打ちのめされたりしているときは，明確に考えるのは難しいので，感情を基にして捉え，それにより効果的な決定ができなくなります。打ちのめされているように感じ，あなたは理にかなった冷静な思考よりも，強い感情や否定的感情を避けたいという願いから決定を下します。

　感情に基づいた理由づけは，状況に対応するというよりもむしろ反応する主要な要素であり，OCD のための強い不快な瞬間に問題解決しようとしたり，決定をしようとしたりするときに，しばしば起こります。これはしばしば，戦略的な支持的な対応ではなく感情的な反応という結果を生み出します。この核となる問題は，イライラしていたり打ちのめされたりしているときには，論理的で合理的になることができないとい

うことです。私たちが，感情に基づいた理由づけを問題解決の基礎として使うときには，十分に考えず，時々心を傷つける方法で対処します。OCDの非常に不快な瞬間には，私たちは，手遅れになるまで，感情に基づいた反応の結果を考えることをせず，しばしば手遅れになります。

　スタン・パークは，自分自身の感情的な推論によって，困難なOCDの不快な瞬間をより困難にしているということを報告しています。彼の弟のジーンは，自分では簡単な決定もできないので，不安になって泣き，よくスタンの職場に電話をしてきました。そのとき，彼は感情的に麻痺していました。スタンは，弟の苦悩を聞くにつれて，よりいっそうイライラしてきました。罪の意識と絶望から，彼はジーンのために，何を食べるべきか，いつ寝るべきか，どの服を着るべきかなどの些細な日常生活の決定を，どんどん代わりにするようになりました。

　スタンはジーンの日常生活における決定の責任を持たなければならず，どんどん負荷が大きくなっていきました。そして，OCDに巻き込まれていることに対して，恐怖と罪の意識を感じるようになりました。彼は，ジーンの選択を代わりにすることが，おそらく，ジーンをより不安にさせ，自分に依存するようにさせるということを知っていました。彼は，自分がジーンのOCDを以前よりも悪くさせていると感じました。しかしスタンは，ジーンの簡単な決定を手伝うことによって，自分たちの不快感を取り除き，OCDの不快な瞬間のジーンの罪の意識を軽くさせようとしていました。スタンは，ジーンの儀式を手伝うことによる予期しない結果を認めました。

❖その場しのぎの解決法── 一番楽な道を選んでしまう

　スタンのように，その状況から変わっていくための努力をしている中で，今まで自分自身が一番楽そうな道を選んでいたことに気づくでしょう。あなたは自分の生活を送るために，できるだけ早く，困難なOCDの不快な瞬間とイライラを終わらせようと様々なことをしています。こ

第6章　取り決め，家族問題の解決法　　123

れに聞き覚えがあるでしょうか。以下の「感情に基づいた理由づけ」リストを完成させることによって，どんなに感情的な考えがあなたの問題解決に影響を与えているかということを探索してみてください。

感情に基づいた理由づけ

問題解決するときに，感情に基づいた理由づけで行動した場面を書き出してください。

1. ＿＿＿＿＿＿＿＿＿＿＿＿＿＿＿＿＿＿＿＿＿＿
＿＿＿＿＿＿＿＿＿＿＿＿＿＿＿＿＿＿＿＿＿＿＿＿
＿＿＿＿＿＿＿＿＿＿＿＿＿＿＿＿＿＿＿＿＿＿＿＿

2. ＿＿＿＿＿＿＿＿＿＿＿＿＿＿＿＿＿＿＿＿＿＿
＿＿＿＿＿＿＿＿＿＿＿＿＿＿＿＿＿＿＿＿＿＿＿＿
＿＿＿＿＿＿＿＿＿＿＿＿＿＿＿＿＿＿＿＿＿＿＿＿

3. ＿＿＿＿＿＿＿＿＿＿＿＿＿＿＿＿＿＿＿＿＿＿
＿＿＿＿＿＿＿＿＿＿＿＿＿＿＿＿＿＿＿＿＿＿＿＿
＿＿＿＿＿＿＿＿＿＿＿＿＿＿＿＿＿＿＿＿＿＿＿＿

感情に基づいた理由づけは，短期的な問題の解決に役立ちましたか？

＿＿＿＿＿＿＿＿＿＿＿＿＿＿＿＿＿＿＿＿＿＿＿＿＿＿
＿＿＿＿＿＿＿＿＿＿＿＿＿＿＿＿＿＿＿＿＿＿＿＿＿＿
＿＿＿＿＿＿＿＿＿＿＿＿＿＿＿＿＿＿＿＿＿＿＿＿＿＿
＿＿＿＿＿＿＿＿＿＿＿＿＿＿＿＿＿＿＿＿＿＿＿＿＿＿

感情に基づいた理由づけは，長期間における問題の解決に役立ちましたか？　問題は再発しませんでしたか？

＿＿＿＿＿＿＿＿＿＿＿＿＿＿＿＿＿＿＿＿＿＿＿＿＿＿

124

_____

_____

_____

_____

　困難な状況に対する最も簡単な解決策は，しばしば，感情に基づいた理由づけとその場しのぎの解決法をすることです。このような解決策は，家族が毎日の生活を続けていくためには役に立ちますが，その場しのぎの解決法をとるということは，OCDが掘った落とし穴なのです。OCDは，あなたが餌をやるときに育つということを思い出してください。感情に基づいた理由づけは，その場しのぎの解決法となりOCDの不快な瞬間への対処法になっているとき，あなたを一番楽な道へと導くでしょう。あなたは，OCDの要求に応じ，OCDにより心地よくさせているのです。あなたはOCDにおいしい餌を与えているのです！　その結果，OCDは成長し，強くなっていくのです。

　リンダの母親は，娘の寝室やトイレを掃除しているとき，掃除の儀式をより"大きく"させていることを知りながら，その場しのぎの解決法を提供していました。スタンは，ジーンの代わりに物事を決めてあげるたびに，その場しのぎの解決法を提供していました。その場しのぎの解決法は，OCDに餌を与えてしまうのです。OCDの行動は必要であり重要であるというメッセージを送ってしまうのです。これは確認や清掃や再保証の儀式の必要性を有効にし，強化しているだけなのです。p.126で示す「その場しのぎの解決法」の図を見て，どのようにその場しのぎの解決法が成長するかを確認してください。

　一番楽な道を選んでしまうことは，あなた自身の怒りと失望に餌を与えるその場しのぎの解決法に導きます。これらの怒りや失望の感情によって，あなたは，OCDの心の痛みを学ぶ努力の中で，儀式を手伝ってしまいます。あなたは，自分はただ大変なその瞬間を乗り切って，大

第6章　取り決め，家族問題の解決法　　125

切な人が不快を感じている状態から逃れようとしている，と気がつくでしょう。同様に，あなたの怒りや落胆の感情によって，あなたは，大切な人の強迫観念の引き金になる状況を避けるようになるのです。このような解決策は，ただOCDがあなたの生活にとどまるということを強めるだけなのです。p.126の図にならって，あなた自身のその場しのぎの解決法をp.127のリストに挙げてみましょう。

❖一夜で変化することを望むこと

　あなたはここで読んだことを理解しているかもしれませんが，家族に新しい反応の方法を紹介するのをためらうかもしれません。あなたは自分自身に「私の大切な人はどう反応するだろう？」と問いかけるかもしれません。すでに家での暮らしが十分大変なところに，さらなる困難を持ち込むだけの強い気持ちがないかもしれません。あなたは，取り決めは全か無かのアプローチではないことを知る必要があります。取り決めは，援助者としてのあなたに，いきなり相手を助けることをすべて止めるように求めるものではありません。相手に合わせる行動はあなたをイライラさせることはわかっていますが，あなたの人間関係にもまた影響を与えてきました。相手に合わせる行動は，時々あなたに短期間の安心を提供し，相手に合わせる行動のおかげであなたは不快や他の否定的な感情から逃れてきました。

　あなたの偽儀式（相手に合わせる行動）は短期間ではある程度役に立っていました。あなたの大切な人にOCDの儀式を一夜で取り除くことを望めないのと同様に，あなたは現実的に自分自身が一夜で変化することを望むことはできないでしょう。あなたは現在の状況に至るまで長い時間がかかっており，長く続いた忍耐が，あなたが元に戻る道を探すのに役に立つでしょう。あなたの回復への道のりは間違った方向に陰性のステップを踏みつづけるよりも，正しい方向に小さいステップを踏むことを含むでしょう。求められている変化はしばしば困難で，関係者に

とっては恐怖でさえあります。あなたがたは，OCD の支配から長期間自由になるために，ある種の短期間の安心やその場しのぎの解決法をあきらめるのです。

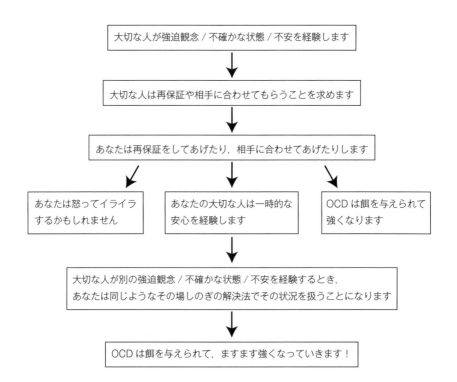

あなたのその場しのぎの解決法

困難な状況であなたはどんなその場しのぎの解決法をしていますか？

1. _____

_____

_____

2. _____

_____

_____

3. _____

_____

_____

　これらのその場しのぎの解決法は，あなたが求めていた短期間での結果をもたらしましたか？

_____

_____

_____

_____

　取り決めの協力精神は，OCD を持つ本人を含むすべての家族が参加し，儀式と相手に合わせる行動に参加するのをやめることに全員が同意するとき，効果が最大限に発揮されます。あなたは OCD に餌をやるのを控え，OCD にダイエットをさせ，OCD の要求を制限し，限界を設ける時期がきたということに同意する必要があります。

相互関係における一般的な問題解決

取り決めの過程において相互関係における毎日の問題解決がもたらされます。OCD に関係するしないにかかわらず，問題解決は，一連のステップを踏みます。あなたはたぶん，実際の思考過程のステップについて形式的に考えることなしに，いつも決定し問題を解決しているでしょう。これらのステップについて調べることは，取り決めを作る際にOCD の問題への解決策を探す基礎となる理論を理解することにつながるでしょう。

1. 考え方を共有する

あなたがたが同意しないか，同じ見方をしていないときは，しばしば対立が生じます。あなたがたは，同じ事柄に関して別の視点を持っているかもしれず，異なるアプローチで問題に向き合うかもしれません。あなたがたは，ある状況がうまくいってほしいと思うのと同様に，別の目標を持っているかもしれません。あなたがたの考えは異なっているかもしれません。人々は，個人の見解について強い感情を持っていますが，そのせいで，問題を解決するのがより困難になります。取り決めのおかげで，OCD の不快な瞬間に起こる問題の状況について議論するときに，異なった見方を共有する機会が得られるのです。その瞬間にどのように問題が扱われるかについて，避けたり，怒ったり，イライラしたりするのではなく，問題に対面する機会が与えられます。取り決めはまた，あなたがたが一緒に生きていこうとする解決策を探すための道を提供します。

2. 落ち着いた瞬間を選ぶ

解決を行っていくことは，落ち着いているときに最も効果がありま

第6章　取り決め，家族問題の解決法　　　129

す。先に述べたように，強い感情や感情に基づいた理解はよい選択を
することを妨げます。問題を議論するために落ち着いた時間を探し，
OCD の不快さがある瞬間や，それに近いようなときには議論を避ける
ことが大切です。落ち着いた時間という意味は，言い争ったり，怒りを
ぶつけあったり，涙を流したりすることが当分収まっているときのこと
です。

3. 問題の領域と求められている結果を定義する

　落ち着いているときに，問題の領域について話し，それを明確に定義
することが必要です。それぞれ問題の領域に対して別の考えを持ってい
るかもしれないため，その差を認識していくことが重要です。問題解決
には，その瞬間にどんな問題に取り組んでいるのかを正確に理解できて
いるときに，より生産的なものになるでしょう。あなたの見方から定義
した問題を書き出してもよいでしょう。問題はとても複雑になることが
あります。問題の領域を定義するときには，より扱いやすくするため
に，問題を細分化することが大切です。そうすると，あなたは問題のそ
れぞれの部分に対処することができ，一歩ずつステップを踏み出すこと
ができるのです。

4. 解決策についてブレインストーミングを行う

　問題の領域を定義したら，その状況をどう変えたいかを考えてみま
しょう。どんな結果を望んでいるのでしょうか？　目標は何でしょう
か？　誰かと一緒に問題解決を行うときには，その人の考えや望んでい
る結果や目標を聞きましょう。それが，解決策のアイデアを出し合って
ブレインストーミングをするタイミングになります。考えていること
は，完全な答えではないかもしれません。いずれにしても解決策のリス
トを書き出してみましょう。すべてのアイデアについて繰り返し考えれ
ば，出来が悪くばかばかしいと思われた解決策が，よりよい解決策につ

ながるかもしれません。ブレインストーミングの手法を選ぶことは，協力し合って共に働くことであって，過去や現在のあなたの選択を非難したり守ったりするものではありません。あなたは，皆の見方の正確さを議論するよりも，解決策に集中し続けるよう努力する必要があります。

5. アイデアを評価する

　ブレインストーミングで出たアイデアを次の段階に進めます。それぞれの解決策の良い点と悪い点，選択肢，起こりうる結果を考えてみましょう。質問はおそらく「問題を解決するためにその解決策を使ったら，どんな結果になるだろう」「この選択肢を選んだらどんなことが起こるだろう」「この選択肢は他の人にどんな影響を与えるだろう」というものです。これらはあなたに問題の解決策を考えさせ，あなたにとって最もよい答えを見つける類の質問です。

　あなた自身の問題解決をするとき，あなた自身の考えや不安に耳を傾けるのは重要だということを忘れてはいけません。同様に，他の人の問題解決をするとき，関係している人のことをよく聞くようにするということを忘れてはいけません。あなたがアイコンタクトをとり，否定的な反応（しかめっ面をしたり，目を泳がせたり，大きなため息をついたりすること）をせず相手を見ることによって，ボディランゲージを通して聞いているということを相手に知ってもらうことができます。他の人が話し終えた後，その人の考えや見方をもう一度述べることはしばしば役に立ちます。このようにして，あなたは他の人の話を正確に聞き，彼らがあなたに言ったことを十分に理解していることを確かめることができます。

6. 解決策を選ぶ

　最後に，あなたはブレインストーミングで思いついた選択肢の中のひとつを選ぶ必要があります。準備ができて，実行を約束できる解決策を

第6章　取り決め，家族問題の解決法　　　131

選ぶことが大切です。成就できなかったり，怒ったり憤慨したりするか
もしれないと思ったら，それは最善の解決策ではないかもしれません。
もしあなたがたすべてが妥協して，すべての人のニーズをある程度満た
すように動けば，成功率は上がるでしょう。あなたが選ぶ解決策は，す
べての人が正確に，解決策を実行する方法を理解できるように，詳しく
そして行動的な用語で書かれるべきです。

7. あなたの考えを実行して，結果を評価する

　選んだ解決策を実行しましょう，そしてそれがどのようにあなたの役
に立ったか理解しましょう。次に挙げる問題に答えることで結果を評価
しましょう。この解決策は問題を解決しただろうか？　この解決策はあ
なたの役に立っているだろうか？　もしそうでなければ，実行する前に
この解決策の欠点をきちんと考えただろうか？　将来，どうやって別な
方法で問題を解決するだろうか？

8. 第三者をチームに入れる

　OCD の状況では，行動療法家をチームに入れることが役に立ち，こ
の家族以外の第三者が解決策を交渉するのを助けてくれます。第三者
は，あなたが問題を定義し，問題を明らかにし，ブレインストーミング
のステップをとり，別のオプションを評価することができるよう，問題
領域についてあなたの考えを落ち着かせ，コミュニケーションをとって
くれます。第三者は，皆のニーズを満たし，問題に対する解決策を遂行
するのを概観するという目標を達成するのを助けてくれます。

❖問題解決への戦略を練習する

　あなたは，問題解決をする手助けとして，p.132 の「ブレインストー
ミングワークシート」や p.134 の「アイデア評価シート」を利用するこ
とができます。それらはこれまで議論してきたステップを通る手助け

になるでしょう。OCD の取り決めを実行に移すという次の章を読む前に，この種のシステム化された問題解決を試してみましょう。OCD に関係ない日々の問題について実験してみましょう，そしてそれがどのようにあなたの役に立つのかを見てみましょう。この方法で問題を解決し理解する練習をたくさんできるように，白紙のワークシートを何枚かコピーしておきましょう。

ブレインストーミングワークシート

あなたの視点からみた問題：＿＿＿＿＿＿＿＿＿＿＿＿＿＿＿＿
＿＿＿＿＿＿＿＿＿＿＿＿＿＿＿＿＿＿＿＿＿＿＿＿＿＿＿＿
＿＿＿＿＿＿＿＿＿＿＿＿＿＿＿＿＿＿＿＿＿＿＿＿＿＿＿＿
＿＿＿＿＿＿＿＿＿＿＿＿＿＿＿＿＿＿＿＿＿＿＿＿＿＿＿＿
＿＿＿＿＿＿＿＿＿＿＿＿＿＿＿＿＿＿＿＿＿＿＿＿＿＿＿＿

他の人の視点からみた問題：＿＿＿＿＿＿＿＿＿＿＿＿＿＿＿＿
＿＿＿＿＿＿＿＿＿＿＿＿＿＿＿＿＿＿＿＿＿＿＿＿＿＿＿＿
＿＿＿＿＿＿＿＿＿＿＿＿＿＿＿＿＿＿＿＿＿＿＿＿＿＿＿＿
＿＿＿＿＿＿＿＿＿＿＿＿＿＿＿＿＿＿＿＿＿＿＿＿＿＿＿＿
＿＿＿＿＿＿＿＿＿＿＿＿＿＿＿＿＿＿＿＿＿＿＿＿＿＿＿＿

あなたの視点からみた，望まれている目標もしくは結果：＿＿＿＿
＿＿＿＿＿＿＿＿＿＿＿＿＿＿＿＿＿＿＿＿＿＿＿＿＿＿＿＿
＿＿＿＿＿＿＿＿＿＿＿＿＿＿＿＿＿＿＿＿＿＿＿＿＿＿＿＿
＿＿＿＿＿＿＿＿＿＿＿＿＿＿＿＿＿＿＿＿＿＿＿＿＿＿＿＿
＿＿＿＿＿＿＿＿＿＿＿＿＿＿＿＿＿＿＿＿＿＿＿＿＿＿＿＿

他の人の視点からみた，望まれている目標もしくは結果：＿＿＿＿

第6章 取り決め，家族問題の解決法　　133

起こりうる解決策：_____

アイデアＡ：_____

アイデアＢ：_____

アイデアＣ：_____

アイデアD：＿＿＿＿＿＿＿＿＿＿＿＿＿＿＿＿＿＿＿

＿＿＿＿＿＿＿＿＿＿＿＿＿＿＿＿＿＿＿＿＿＿＿＿＿

＿＿＿＿＿＿＿＿＿＿＿＿＿＿＿＿＿＿＿＿＿＿＿＿＿

＿＿＿＿＿＿＿＿＿＿＿＿＿＿＿＿＿＿＿＿＿＿＿＿＿

＿＿＿＿＿＿＿＿＿＿＿＿＿＿＿＿＿＿＿＿＿＿＿＿＿

アイデア評価シート

　次に挙げる質問をそれぞれのアイデアに対して良い点と悪い点，起こりうる結果を探すために使ってください。

　　a. 問題を解決するためにそのアイデアを使ったら，その解決策はどうなりますか？

　　b. このオプションを使ったら，何が起こりますか？

　　c. あなたはあなたが求めていることを達成できますか？

　　d. このオプションは，他の人にどのような影響を与えますか？

	良い点	悪い点	期待できる結果
アイデア A			
アイデア B			
アイデア C			
アイデア D			

第6章　取り決め，家族問題の解決法　　135

1つのオプションを解決策として選び，やってみましょう＿＿＿＿

＿＿＿＿＿＿＿＿＿＿＿＿＿＿＿＿＿＿＿＿＿＿＿＿＿＿＿＿

＿＿＿＿＿＿＿＿＿＿＿＿＿＿＿＿＿＿＿＿＿＿＿＿＿＿＿＿

＿＿＿＿＿＿＿＿＿＿＿＿＿＿＿＿＿＿＿＿＿＿＿＿＿＿＿＿

＿＿＿＿＿＿＿＿＿＿＿＿＿＿＿＿＿＿＿＿＿＿＿＿＿＿＿＿

この解決策は問題を解決しましたか？＿＿＿＿＿＿＿＿＿＿＿

＿＿＿＿＿＿＿＿＿＿＿＿＿＿＿＿＿＿＿＿＿＿＿＿＿＿＿＿

＿＿＿＿＿＿＿＿＿＿＿＿＿＿＿＿＿＿＿＿＿＿＿＿＿＿＿＿

＿＿＿＿＿＿＿＿＿＿＿＿＿＿＿＿＿＿＿＿＿＿＿＿＿＿＿＿

＿＿＿＿＿＿＿＿＿＿＿＿＿＿＿＿＿＿＿＿＿＿＿＿＿＿＿＿

この解決策はすべての人に役に立ちますか？＿＿＿＿＿＿＿＿

＿＿＿＿＿＿＿＿＿＿＿＿＿＿＿＿＿＿＿＿＿＿＿＿＿＿＿＿

＿＿＿＿＿＿＿＿＿＿＿＿＿＿＿＿＿＿＿＿＿＿＿＿＿＿＿＿

＿＿＿＿＿＿＿＿＿＿＿＿＿＿＿＿＿＿＿＿＿＿＿＿＿＿＿＿

＿＿＿＿＿＿＿＿＿＿＿＿＿＿＿＿＿＿＿＿＿＿＿＿＿＿＿＿

もしそうでなければ，それをやってみる前に（良い点と悪い点と起こ
りうる結果を考えたとき），このオプションの欠点を考えましたか？

＿＿＿＿＿＿＿＿＿＿＿＿＿＿＿＿＿＿＿＿＿＿＿＿＿＿＿＿

＿＿＿＿＿＿＿＿＿＿＿＿＿＿＿＿＿＿＿＿＿＿＿＿＿＿＿＿

＿＿＿＿＿＿＿＿＿＿＿＿＿＿＿＿＿＿＿＿＿＿＿＿＿＿＿＿

＿＿＿＿＿＿＿＿＿＿＿＿＿＿＿＿＿＿＿＿＿＿＿＿＿＿＿＿

＿＿＿＿＿＿＿＿＿＿＿＿＿＿＿＿＿＿＿＿＿＿＿＿＿＿＿＿

将来，その問題を違った方法でどのように解決するでしょうか？

＿＿＿＿＿＿＿＿＿＿＿＿＿＿＿＿＿＿＿＿＿＿＿＿＿＿＿＿

_____

_____

_____

_____

まとめ

　反応のサイクルを断つという取り決めによって，あなたは OCD の不快な瞬間に別の方法で対応できるようになります。あなたの家族は OCD の罠に陥っていて，家族全員が，この罠から逃れるために役割を果たさなければならなくなっています。OCD を持つ本人を含む家族メンバーの一人一人にこの本を読むように促してください。このことによって，あなたがたは取り決めがどんなにあなたの家族を回復に導くかを理解できるようになるでしょう。チームとして動くことにより，あなたがたは OCD の場面において短期間の問題解決と OCD に餌を与えてしまうその場しのぎの解決法の代わりに，問題解決の本質を当てはめることができるでしょう。

第7章

家族の取り決めを作る

　大切な人の OCD について，そして家族が通常どのように OCD の場面に反応しているかについて詳しく知るにつれ，この本にあるいくつかの場面に自分自身が当てはまると感じたと思います。これまでに，あなた自身の一時的な問題解決法や，その場しのぎの解決法を見抜く力を手に入れてきていることでしょう。そして今，その知識を実践に生かすときがきました。これまでとは違う方法で OCD に対応する手段として，行動の取り決めを利用し，OCD の支配から自由になって前へ進むときです。

問題の領域を特定する

　まず，OCD のせいでより難しくなっている日々の状況を明らかにする必要があります。少し時間をとって，これまでの章を読んだ際に頭に浮かんだ状況を思い出して，あなた自身の巻き込まれ行動に対して，あなたがこれまでしてきた対処の仕方を振り返りましょう。次に述べる質問は，あなた自身のニーズやあなたの家族のニーズにあなたが対処できるようにデザインされています。次の「OCD の影響」リストを完成させて，あなたの生活における OCD の影響を別の角度から見てみましょう。他の家族の分もコピーをしましょう。

OCD の影響

大切な人の OCD は，あなたにどのような影響を与えていますか？

_____

_____

_____

_____

_____

大切な人の儀式に，あなたはどのように参加していますか？

_____

_____

_____

_____

_____

再び起こりそうな状況で，大切な人の儀式に参加するという状況を挙げてください。

_____

_____

_____

_____

_____

大切な人が状況や人，物事を避けるのを，あなたはどのように手助けしていますか？

_____

_____

第 7 章　家族の取り決めを作る

　大切な人の回避をあなたが繰り返し手助けしている状況をあげてください。

　大切な人の儀式や回避のために，あなたはどのような責任を繰り返し引き受けていますか？

　大切な人の責任をあなたが繰り返し負っている状況を挙げてください。

OCD の儀式や回避の結果，大切な人の責任はどのように少なくなっていきましたか。

_____

_____

_____

_____

_____

大切な人の儀式や回避が，あなた自身の日々の責任をどのように増やしていますか。

_____

_____

_____

_____

_____

OCD が直接の原因となって，大切な人の役割や責任への期待は，家族の間でどのように変わっていったのでしょうか？

_____

_____

_____

_____

_____

よくある困難な状況

大切な人の OCD のせいで，日常生活がより困難になると家族はしばしば訴えます。OCD によるイライラや妨害のせいで，家族はある活動

第7章　家族の取り決めを作る　　141

や状況に対して十分に用心したり恐れたりしなければならないことがあります。次に述べるリストは，多くの家族が困難に感じている活動や状況の例です。以下の「困難な状況」リストに，大切な人の OCD のせいで家族にとってより困難になっていて，繰り返し起きている活動や状況を挙げてください。

- セルフケア，例えばシャワーやトイレの使用，服を着ること，歯を磨くこと，ベッドメイキングをすること，毎日の身支度，髪の毛を整えること
- 仕事や学校や社会活動などの重要なことのために時間通りに家を出ること
- 車の乗り降り
- 自分の家に客を招くこと
- 一緒に食事を食べること
- 家事を行うこと，例えばごみを出すこと，皿を洗うこと，モップを掛けること，掃除機を掛けること
- 運転すること
- 他の人に優しくなること
- 家族の一員であるという感情を共有すること
- 典型的な日常の変化に適応すること
- 支払いをすること
- 買い物をすること（決断すること）

困難な状況

　大切な人の OCD のせいでより困難にさせられていて，繰り返し起きている活動や状況を挙げてください。

　1. ＿＿＿＿＿＿＿＿＿＿＿＿＿＿＿＿＿＿＿＿＿＿＿＿＿＿＿

＿＿＿＿＿＿＿＿＿＿＿＿＿＿＿＿＿＿＿＿＿＿＿＿＿＿＿＿＿

2. _____

_____

3. _____

_____

4. _____

_____

5. _____

_____

6. _____

_____

7. _____

_____

8. _____

_____

相手に合わせる行動について評価する

　日々の問題となる状況に気づき，家族内の相手に合わせる行動を評価しはじめるときが来ました。これらは家族ごとに異なっているだけではなく，家族の中でもそれぞれ異なっています。家族のそれぞれが自分自身を見つめることによって，OCD の状況における自分自身の役割についてより気づくことができるでしょう。

　これからの数週間，あなたの相手に合わせる行動を見つめるいくつかの方法を使ってみてください。ステップ１では，自分の相手に合わせる行動を，頻繁に記録してもらいます。これによって，OCD の場面でどのくらい自分が参加しているかを理解することができるでしょう。ステップ２では，相手に合わせる行動につながる状況をより詳細に描写してもらいます。ステップ３では，大切な人の OCD に合わせる行動を

とったときの感情を明らかにしてもらいます。それぞれのステップに
よって，あなたは大切な人の OCD の状況における自分自身の役割につ
いて，より深く理解し，変わるべき部分を特定することができるでしょ
う。

❖ステップ 1

　あなたは，どのくらい頻繁に大切な人の OCD に合わせた行動をとっ
ていたか気づきましたか？　頻度を知るために，注意して，起こるたび
に記録してください。相手に合わせる行動を注意して記録することに
よって，これまで気がつかなかった些細な行動にも気づくようになる
かもしれません。これから 4 日間で，以下の「相手に合わせる行動の頻
度」表に，その日相手に合わせる行動を何回したか記録してください。
表のコピーを作り，この体験を何度も繰り返してください。相手に合わ
せる行動をとるたびに真ん中の空欄にそれを記入し，合計欄に相手に合
わせる行動をとった合計の数を記入してください。

相手に合わせる行動の頻度		
日	相手に合わせる行動	合計

日	相手に合わせる行動	合計

❖ステップ2

　「相手に合わせる行動の頻度」表を見て，大切な人が持つ OCD に対するあなたの役割に気がついたことでしょう。ステップ2では，巻き込まれ行動の種類とそれが起こる傾向にある具体的な状況に目を向けてみましょう。これから4日間は，以下の「巻き込まれ行動の記録」表を使って，あなたの大切な人に合わせる行動をした，それぞれの OCD に関連する状況を書き出しましょう。記録表をコピーしておけば，この練習を繰り返し行うことができます。

巻き込まれ行動の記録

状況

1. ＿＿＿＿＿＿＿＿＿＿＿
＿＿＿＿＿＿＿＿＿＿＿＿
＿＿＿＿＿＿＿＿＿＿＿＿

2. ＿＿＿＿＿＿＿＿＿＿＿
＿＿＿＿＿＿＿＿＿＿＿＿

巻き込まれ行動

1. ＿＿＿＿＿＿＿＿＿＿＿
＿＿＿＿＿＿＿＿＿＿＿＿
＿＿＿＿＿＿＿＿＿＿＿＿

2. ＿＿＿＿＿＿＿＿＿＿＿
＿＿＿＿＿＿＿＿＿＿＿＿

第 7 章　家族の取り決めを作る　　145

3. _____   3. _____
_____   _____
_____   _____

4. _____   4. _____
_____   _____
_____   _____

5. _____   5. _____
_____   _____
_____   _____

6. _____   6. _____
_____   _____
_____   _____

❖ステップ 3

　OCD と巻き込まれ行動によって生じている日々の活動や状況がより明確になってきていることでしょう。これからの 4 日間は，p.146 の「感情日記」を使って，OCD によって引き起こされる感情的な反応の影響を観察していきましょう。

　この日記には主に 2 つの要素がありますが，両方とも，あなたとあなたの大切な人とが OCD の支配から自由になるうえで重要です。最初の部分では，OCD に巻き込まれた行動の結果，あなたが経験した感情に注目してください。第 4 章で取り扱った内容を振り返ると，あなたが OCD のある状況のそれぞれで感じた感情を区別していく助けになるで

しょう。毎日，あなたが経験する感情を確認していきましょう。後半では，これらの感情がどのようにあなたがたの関係に影響しているかを考えてみましょう。最後の4日間には，あなたが最も頻繁に感じた感情が何かを確認しましょう。1から100までの点数で（最も傷ついた，または最も役立ったを100として），これらの感情があなたがたの関係をどれだけ傷つけたか，または役立ったかを測定してみましょう。これらの状況は，OCDとの戦いの中で，あなたとあなたの大切な人とが共に戦えるようにしてくれるものでしょうか？　それとも，あなたと大切な人の間に緊張や距離を生み出しているでしょうか？　敵はOCDであるということを忘れないようにしましょう。あなたとあなたの大切な人は，OCDに対抗するために手を取り合わねばなりません，それぞれが戦うわけではないのです。

感情日記

経験した感情	1日目	2日目	3日目	4日目
状況―相手に合わせた行動				
落ち込み				
怒り				
憤慨				
絶望感				
欲求不満				
混乱				
無力感				
打ちのめされる				
猜疑心				
幸福感				
満足感				

経験した感情	1日目	2日目	3日目	4日目
罪悪感				
がっかり				
悲しみ				
不安感				

あなたが最も頻繁に感じていた感情　　どれくらいこれらの感情が人間
　　　　　　　　　　　　　　　　　　関係に影響を及ぼしますか？

　　　　　　　　　　　　　　　　　　　役立った　　　傷ついた

1. _____　　_____　_____

2. _____　　_____　_____

3. _____　　_____　_____

4. _____　　_____　_____

5. _____　　_____　_____

6. _____　　_____　_____

　OCD に巻き込まれた行動や反応に注目することで，あなたとあなた
の大切な人との関わりやあなた自身について多くのことに気づいたこと
でしょう。もしかすると，大切な人を OCD による困難な状況，きっか
け，そして症状から守るために強い警戒心を持つ傾向があることに気づ
いたかもしれません。知らず知らずのうちに，OCD による困難な状況
を避けることによって，自分自身を OCD の影響を真っ向から受けるこ
とから身を守っていたのかもしれません。あなたの警戒を強めた理由が
いかなるものであっても，こういったことは，しばしば OCD に蝕まれ
ていた家事などによる強いストレスや混乱を減らす効果があったのかも
しれません。自分を見つめることによって，あなたは，この用心深さを
役立つ方法として利用しはじめているのです。あなたは今，重要な目標
や把握する必要のある問題領域を明らかにするための意識を向けること

がより可能となっています。

「感情日記」を記入することにより，あなたは自分の感情やOCDの場面への反応による影響により気づけるようになってきました。「感情日記」は，注意や変化が必要な事柄に気づくことを容易にしてくれるでしょう。また，これらの感情がどのようにあなたがたの関係に影響を与えているかに気づいたことでしょう。

目標を定める

今，あなたの手には，取り組む必要のある問題のリストがあると思います。あなたとあなたの大切な人と一緒に，最初に変化させたい問題領域を選んでください。巻き込まれ行動の記録を振り返ってみてもよいでしょう。そうすることで，変化を要する特定の状況や領域を見つけることができます。問題となっている領域を話し合うことで，一緒に目標を見定め，同意して進んでいく立場に立つことができるでしょう。

あなたが取り組みたいと願っていることに同意を得ることが重要です。問題となっている状況は，通常いくつかあるものですから，自分が行き詰まりを感じたり，ある領域に同意できないことに気づいたときには，互いに同意できる問題に移りましょう。取り決めに応じて，問題となっている状況に取り組む順序にも同意を得る必要があります。これは，あなたの大切な人の曝露の練習の段階（階層）にも関連していきます（例：不安を引き起こす状況の階層表）。

ひとたび取り組みを決めて同意できたら，その問題に関連した長期間の目標を見定めて，設定しましょう。言い方を変えれば，あなたとあなたの大切な人が共に，どのように変わることを望んでいるかということです。目標が達成されたときに，どのような行動や反応が起こらなくなるでしょうか？　どのように行動や反応が変わるでしょうか？　最初の目標は，現実的で具体的で，まず小さな挑戦から始めていくことを心に

留めておくことが重要です。大きすぎたり，非現実的である長期的な目標は，OCD のある困難な状況において，不満を強め，意欲を消失させる傾向があります。

　ひとつの問題領域に対して，長期的な取り決めを上手に行ううえで，OCD を持つ人が取り組む困難な曝露をいくつかのステップに分けることが重要です。つまり，これらの問題領域や長期間の目標は，細かい段階や短期的な目標に分けていく必要があります。あなたの短期的な目標を，OCD を持つ人が行う曝露反応妨害法（ERP）の段階に関連させることを覚えておきましょう。できる限り，あなたの大切な人が取り組んでいる ERP の練習の目標を明確にしておきましょう。

❖短期的な目標を作る

　どのように長期的な目標を短期的な目標へと分割できるでしょうか？ OCD を持つ人と一緒に，長期間の目標を達成するための小さなステップを設定することができます。この短期的な目標を，曝露の難易度を上げていくのに合わせて設定していきましょう。これを行うために，あなたの大切な人に，不安の強度（この尺度では 100 が最も強い不安）に応じて，短期的な目標に 1 〜 100 の数を割り付けるように頼みましょう。これは特定の解決策や選択可能な反応の仕方に関して，不安の度合いがどの程度かを理解するのに役に立ちます。

　小さな目標を具体的に見定めましょう。必要な短期間の目標を明確にすると，これらの目標を達成するためのおおよそのタイムラインがより明らかになるでしょう。短期的な目標と同様に長期的な目標を達成する期日は，目指す将来と変化に集中していくことに役立つでしょう。目標達成の期日によって，実際起きた変化とあなたが期待していた変化とを比較する基準ができます。

　今やあなたは，大切な人の OCD に対する自分の役割をよりよく理解しているので，これから先の予定を作り，共有された目標に対して，支

持的に反応することができるでしょう。別の方法で反応して OCD に餌
をやることを避ける方法をブレインストーミングするとよいでしょう。
大切な人の要求が理にかなっているなら，この過程は大切な人と一緒に
行うとよいでしょう。ブレインストーミングを行う過程を通して，それ
ぞれの良い点と悪い点と可能性のある結果を考えるようにしましょう。
お互い，理にかなっているかを問い掛け合い，それがうっかり OCD に
餌を与えていないかどうかを必ず確認してください。以下の「OCD に
餌をやる」リストを使い，あなたの案を評価しましょう。

　曝露の間，どのようにあなたがサポートするか，またはしないかを目
標のひとつにしてください。例えば，あなたの役割は元気づけるチア
リーダーになることかもしれません。言葉かけや感情的なサポートを与
えることかもしれません。大切な人が曝露を行うリスクや儀式の防止に
取り組んでいるときに励ますことかもしれません。あるいは，もっと静
かにサポートを提供することもできます。この役割は，曝露療法の間，
大切な人の近くにいて，受け身の姿勢で，助けを求められるのを待つと
いうことが求められます。より難易度の高い曝露療法においては，大切
な人に寄り添い，曝露に取り組んでもらう際に，支持的な役割を果たす
ことが求められるかもしれません。別の場合には，あなたが過去にして
きたように再保証や巻き込まれ行動を取りたいという衝動に抵抗する困
難に対応することが求められるかもしれません。

OCD に餌をやる

提案された解決策	OCD に餌をやる	餌をやらない
1. _____	_____	_____
_____		
2. _____	_____	_____
_____		

3. ＿＿＿＿＿＿＿＿＿＿＿＿　　＿＿＿＿＿＿＿　　＿＿＿＿＿＿＿
＿＿＿＿＿＿＿＿＿＿＿＿

4. ＿＿＿＿＿＿＿＿＿＿＿＿　　＿＿＿＿＿＿＿　　＿＿＿＿＿＿＿
＿＿＿＿＿＿＿＿＿＿＿＿

5. ＿＿＿＿＿＿＿＿＿＿＿＿　　＿＿＿＿＿＿＿　　＿＿＿＿＿＿＿
＿＿＿＿＿＿＿＿＿＿＿＿

6. ＿＿＿＿＿＿＿＿＿＿＿＿　　＿＿＿＿＿＿＿　　＿＿＿＿＿＿＿
＿＿＿＿＿＿＿＿＿＿＿＿

7. ＿＿＿＿＿＿＿＿＿＿＿＿　　＿＿＿＿＿＿＿　　＿＿＿＿＿＿＿
＿＿＿＿＿＿＿＿＿＿＿＿

8. ＿＿＿＿＿＿＿＿＿＿＿＿　　＿＿＿＿＿＿＿　　＿＿＿＿＿＿＿
＿＿＿＿＿＿＿＿＿＿＿＿

　前もって予定した取り決めは，OCD の不快な瞬間にただ反応する代わりに対応する機会を作るのが目的だということを思い出してください。OCD の不快な瞬間に対応することで，皆が一緒に OCD と戦っているというコントロール感を共有することができます。OCD に反応すると，皆が OCD の制御から自由になるという目標を妨害され，悪い気分を味わう結果になります。あなたはしばしば OCD の不快な瞬間に関連したマイナスな反応を目にしてきました。ですから，感情的な反応や陰性感情のボリュームを下げる必要に気づくことができます。このようにして，大切な人の回復に効果を上げるより大きな影響を与えることができるのです。

　もし，大切な人が OCD に対して積極的に戦わなかったとしても，OCD の制御からあなた自身が自由になるために取り決めを使うことができます。第 10 章では，どのように家族の立ち直る力（レジリエンス）を作り上げるかを学びます。家族のレジリエンスを育てることは，あなたが OCD に取り組むことからくるストレスに対処するのを助けて

くれるようになります。第11章では，あなたが大切な人がさらなる助けを求めることができるように励ます際に，あなたを助けるでしょう。それらの章を読んで，あなたのOCDとの戦いにおける目標を設定しましょう。

あなた自身にご褒美をあげましょう

取り決めの過程において，重要な要素は，取り決めの目標を達成したときのご褒美を決めることです。目標となる行動を満たすことで何を稼ぐか，期間内にどのくらい達成したらご褒美をもらえるのかを設定しましょう。大切な人がERPの目標を満たしたとき，物質的なまたは非物質的なご褒美を含むご褒美リストを作るよう励ましてください。それと同様に，あなた自身のご褒美リストも作りましょう。家族全員が，目標を達成したときに，ご褒美をもらえるとよいでしょう。ご褒美は，家族全員で共有できる活動や品物でも構いません。ご褒美は，取り決めの目標を達成する必要があるという勇気や強さを認識するのと同様に，OCDとの戦いで家族の意欲を上げるものであるべきです。ご褒美の例としては，特別なレストランでの夕食，試合やショーなどのチケット，新しい洋服，長く望んでいたゴルフクラブ，週末の休暇などです。

取り決めを修正する

取り決めは，柔軟に変更可能な方法で扱われたほうがいいでしょう。取り決めは，OCDに対して努力し，回復していくにつれて，常に変化し続ける必要があります。取り決めを修正させることができなければ，短期間の目標をさらに小さな目標に分割してもよいでしょう。新しい反応がそれまでにどのように作用していたかを見ることによって，取り決めを変更してもよいでしょう。設定された時間で，取り決めの中で行動

第 7 章　家族の取り決めを作る　　153

できたとき，目標を達成したといえるでしょう。もし大切な人が，この別の対応の仕方を受け入れるなら，目的の期日に，次の目標に移りましょう。このようにして，あなたは取り決めの短期間の目標を達成するでしょう。

　取り決めによって，大切な人は家族により励まされ，支持されますが，恐怖に立ち向かい，儀式や回避行動に抵抗することに対しての責任が与えられます。コミュニケーションと，OCD に関連した不安への敬意を基礎とした変化へのロードマップを一緒に作るようなものです。取り決めは，家族内での緊張を減少させるだけでなく，OCD から自立するための力強い，協働的な武器として役に立ちます。

　以下に，あなたが使える「家族の取り決め」の表があり，その後には，2 人の兄弟によって記入された取り決めの例があります。大切な人と取り決めをしようとする前に，必ず例を詳細に復習してください。取り決めの表をコピーして，あなたが最初の長期間の目標を達成したときに，次の取り決めを書き込めるようにしてください。次の 2 つの章では，モデルとして勉強するための取り決めの例を紹介しています。

家族の取り決め

今日の日付：_____　　目標の日付：_____

問題：_____

_____

_____

長期目標：_____

_____

_____

ご褒美：_____

_____

短期目標 1. _____
_____
_____

不安レベル：_____　　いつ / 頻度：_____
目標の日付：_____　　できるようになった日付：_____
〜を控える：_____
_____
_____

このように代わりに対応する：_____
_____
_____
_____
_____

ご褒美：_____
_____
_____

短期目標 2. _____
_____
_____

不安レベル：_____　　いつ / 頻度：_____
目標の日付：_____　　できるようになった日付：_____
〜を控える：_____
_____
_____

第 7 章　家族の取り決めを作る　　155

このように代わりに対応する：＿＿＿＿＿＿＿＿＿＿＿＿＿＿
＿＿＿＿＿＿＿＿＿＿＿＿＿＿＿＿＿＿＿＿＿＿＿＿＿＿＿＿
＿＿＿＿＿＿＿＿＿＿＿＿＿＿＿＿＿＿＿＿＿＿＿＿＿＿＿＿
＿＿＿＿＿＿＿＿＿＿＿＿＿＿＿＿＿＿＿＿＿＿＿＿＿＿＿＿
＿＿＿＿＿＿＿＿＿＿＿＿＿＿＿＿＿＿＿＿＿＿＿＿＿＿＿＿

ご褒美：＿＿＿＿＿＿＿＿＿＿＿＿＿＿＿＿＿＿＿＿＿＿＿＿＿
＿＿＿＿＿＿＿＿＿＿＿＿＿＿＿＿＿＿＿＿＿＿＿＿＿＿＿＿
＿＿＿＿＿＿＿＿＿＿＿＿＿＿＿＿＿＿＿＿＿＿＿＿＿＿＿＿

短期目標 3.＿＿＿＿＿＿＿＿＿＿＿＿＿＿＿＿＿＿＿＿＿
＿＿＿＿＿＿＿＿＿＿＿＿＿＿＿＿＿＿＿＿＿＿＿＿＿＿＿＿
＿＿＿＿＿＿＿＿＿＿＿＿＿＿＿＿＿＿＿＿＿＿＿＿＿＿＿＿

不安レベル：＿＿＿＿＿＿＿　　　いつ / 頻度：＿＿＿＿＿＿＿
目標の日付：＿＿＿＿＿＿　　できるようになった日付：＿＿＿＿＿
〜を控える：＿＿＿＿＿＿＿＿＿＿＿＿＿＿＿＿＿＿＿＿＿＿
＿＿＿＿＿＿＿＿＿＿＿＿＿＿＿＿＿＿＿＿＿＿＿＿＿＿＿＿
＿＿＿＿＿＿＿＿＿＿＿＿＿＿＿＿＿＿＿＿＿＿＿＿＿＿＿＿

このように代わりに対応する：＿＿＿＿＿＿＿＿＿＿＿＿＿＿
＿＿＿＿＿＿＿＿＿＿＿＿＿＿＿＿＿＿＿＿＿＿＿＿＿＿＿＿
＿＿＿＿＿＿＿＿＿＿＿＿＿＿＿＿＿＿＿＿＿＿＿＿＿＿＿＿
＿＿＿＿＿＿＿＿＿＿＿＿＿＿＿＿＿＿＿＿＿＿＿＿＿＿＿＿
＿＿＿＿＿＿＿＿＿＿＿＿＿＿＿＿＿＿＿＿＿＿＿＿＿＿＿＿

ご褒美：＿＿＿＿＿＿＿＿＿＿＿＿＿＿＿＿＿＿＿＿＿＿＿＿＿
＿＿＿＿＿＿＿＿＿＿＿＿＿＿＿＿＿＿＿＿＿＿＿＿＿＿＿＿
＿＿＿＿＿＿＿＿＿＿＿＿＿＿＿＿＿＿＿＿＿＿＿＿＿＿＿＿

短期目標 4. _____

_____

_____

不安レベル： _____　　　いつ / 頻度： _____

目標の日付： _____　　できるようになった日付： _____

〜を控える： _____

_____

_____

このように代わりに対応する： _____

_____

_____

_____

_____

ご褒美： _____

_____

_____

短期目標 5. _____

_____

_____

不安レベル： _____　　　いつ / 頻度： _____

目標の日付： _____　　できるようになった日付： _____

〜を控える： _____

_____

_____

このように代わりに対応する： _____

_____

_____

_____

_____

ご褒美：_____

_____

_____

短期目標 6. _____

_____

_____

不安レベル：_____　　いつ / 頻度：_____

目標の日付：_____　　できるようになった日付：_____

〜を控える：_____

_____

このように代わりに対応する：_____

_____

_____

_____

_____

ご褒美：_____

_____

_____

署名：_____　　署名：_____

署名：_____

ジェフとマリオのデラニー家族の取り決め

　マリオは，汚染恐怖に関連した洗浄の儀式が職場と家庭の両方でありました。マリオの兄弟と両親は彼の OCD に巻き込まれるようになっており，家族はこの OCD のストレスから逃れる方法を探していました。彼らはマリオをもっと有効な方法でサポートしようと試みていました。マリオは何年もの間 OCD と戦っていたのです。彼が 35 歳になったとき，彼はこのような形で人生を送るのはもうたくさんだと決断しました。彼の家族のサポートの下，彼はセラピストと共に認知行動療法（CBT）を始めました。

　マリオと彼の家族は家族の取り決めを作りました。最初に，マリオの家族は，この章の最初に書かれている練習を使って，OCD に合わせた行動における自分たちの役割を評価しました。そして，彼らは自分たちで集めた情報を議論する，OCD に煩わされない時間を見つけました。

　マリオの兄であるジェフは，家族経営の店のことで，かなりマリオの OCD に巻き込まれていたので，ジェフとマリオは，その巻き込まれ行動を制限するよう取り決めたことに協力して取り組みました。相手に合わせる行動の記録によって，彼らは，ジェフの行動における保護的な性質を客観的に見ることができました。

　兄弟は共に取り組む問題領域を定め，長期間の目標を決めました。ブレインストーミングの後，彼らは OCD に餌を与える可能性があるかどうかの結果を考えました。最後に彼らは取り決めをいくつかのステップもしくは短期間の目標に分割して，それらを達成するための妥当なタイムラインを決めました。マリオはそれぞれの短期間の目標に不安レベルを書き出し，集められた情報に基づいて残りの取り決めにも同意しました。ジェフは長期間の目標として，職場で儀式や再保証に参加するのをやめることにしました。ジェフは OCD に餌をやる役割から抜け出した

かったのです。

マリオは職場での兄の助けと家での両親の助けを歓迎していました。これまでジェフはいつも職場でマリオが落ち着いていられるように助けようとしていました。今は，恐怖に立ち向かい，ジェフの助けを求める準備ができています。マリオはジェフが自分を恐怖に曝露させ続けることが，治療の中で役に立つと知っていました。ジェフはOCDではなくマリオを助けるようになったのです。

ジェフは，マリオが治療を受けることで回復していくのに励まされ，弟がOCDと戦うことに役立てたことを喜びました。彼は自分が弟のOCDを悪くさせてきたことを後悔しましたが，今は，マリオもジェフも，知識によって武装し，挑戦し，OCDの要求に対し別の方法で対応することができると感じるようになりました。彼らはOCDより知識があるとわかっています。マリオは自分がOCDのメッセージを聞いて怖がる必要はないことを知らなかったということがわかりました。彼は曝露療法で汚染恐怖に取り組み，ジェフはさらなる曝露療法を提供することによって，彼を助けることができました。ジェフはマリオによりよく支持的になることができ，安心しました。

彼らは汚染恐怖を標的とした取り決めをしました。彼らは再保証やOCDに餌をやらない不確かな言葉の対応に同意しました。彼らはまた，マリオが取り組む準備のできている方法で彼の恐怖に曝露する行動的な方法に同意しました。

マリオの家族は全員，彼らがどのように彼を落ちつかせようとしてきたかに気づきました。彼らの両親はジェフとマリオが職場で取り決めをする過程を通して努力するのを支えることにしました。マリオと彼の両親は取り決めをする過程を用いて，家で経験していたOCDへの巻き込まれ問題に対処していったのです。第8章ではマリオと，彼の両親との取り決めを紹介しています。以下に紹介するのはジェフとマリオが一緒に考案した取り決めです。

ジェフとマリオの家族の取り決め

今日の日付：1月1日　　　　　目標の日付：1月24日

問題：ジェフが洗浄の儀式，再保証，OCDのきっかけを避けることに参加することでOCDに餌をやるのを助けていること

長期目標：洗浄の儀式と再保証に参加するのをやめて，マリオが回復するのを促進するために曝露を提供する。マリオを職場でOCDへの巻き込みや餌をやる役割から遠ざける。

ご褒美：バスケットボールの試合のチケット

短期目標1. ジェフは職場に入る前に濡れた布で手を拭き，一度だけ再保証をしそれから代わりの対応をする。

不安レベル：45　　　　　　　いつ／頻度：勤務日は毎日

目標の日付：1月1〜4日　　できるようになった日付：＿＿＿＿＿

〜を控える：繰り返し再保証すること

このように代わりに対応する：「わたしはもう，あなたがOCDに餌をやることを助けることはできません。あなたはOCDに餌をやらないように学んでいます。だから今度こそOCDに勝つためにOCDを許さないでおきましょう」

ご褒美：マリオとジェフにランチの時間を余分に与えること

短期目標2. ジェフは部屋に入る前に濡れた布で手を拭き，再保証を与えず，それから代わりの対応をする。

不安レベル：50　　　　　　　いつ／頻度：勤務日は毎日

目標の日付：1月5〜7日　　できるようになった日付：＿＿＿＿＿

〜を控える：再保証

このように代わりに対応する：「わたしはもう，あなたがOCDに餌をやることを手伝うことはできません。あなたはOCDに餌をやらない

方法を学んでいます。だから今度こそ OCD に勝つために OCD を許さないでおきましょう」

ご褒美：マリオとジェフにランチの時間を余分に与えること

短期目標3. ジェフは使われていない濡れた布を持って歩き，再保証を与えず，それから代わりの対応をする。

不安レベル：60　　　　　　いつ / 頻度：勤務日は毎日

目標の日付：1 月 8 〜 10 日　　できるようになった日付：＿＿＿＿＿

〜を控える：洗浄の儀式と再保証

このように代わりに対応する：「わたしはもう，あなたが OCD に餌をやることを手伝うことはできません。あなたは OCD に餌をやらない方法を学んでいます。だから今度こそ OCD に勝つために OCD を許さないでおきましょう。あなたは職場を汚すことに取り組んでいます，だからわたしはあなたがもっと汚れるように誘導するかもしれません」

ご褒美：マリオとジェフにランチの時間を余分に与えること

短期目標4. 1 時間に 1 回，ジェフは使われていない濡れた布を持って歩き，再保証を与えず，それから代わりの対応をする。

不安レベル：65　　　　　　いつ / 頻度：勤務日は毎日

目標の日付：1 月 11 〜 14 日　　できるようになった日付：＿＿＿＿＿

〜を控える：洗浄の儀式と再保証

このように代わりに対応する：「わたしはもう，あなたが OCD に餌をやることを手伝うことはできません。あなたは OCD に餌をやらない方法を学んでいます。だから今度こそ OCD に勝つために OCD を許さないでおきましょう。あなたは職場を汚すことに取り組んでいます，だからわたしはあなたがもっと汚れるように誘導するかもしれません」

ご褒美：マリオとジェフにランチの時間を余分に与えること

短期目標5. 1時間に2回，ジェフは使われていない濡れた布を持って歩き，再保証を与えず，それから代わりの対応をする。

不安レベル：70　　　　　　　　　いつ / 頻度：勤務日は毎日

目標の日付：1月15〜19日　できるようになった日付：＿＿＿＿＿

〜を控える：洗浄の儀式と再保証

このように代わりに対応する：「わたしはもう，あなたがOCDに餌をやることを手伝うことはできません。あなたはOCDに餌をやらない方法を学んでいます。だから今度こそOCDに勝つためにOCDを許さないでおきましょう。あなたは職場を汚すことに取り組んでいます，だからわたしはあなたがもっと汚れるように誘導するかもしれません」

ご褒美：マリオとジェフにランチの時間を余分に与えること

短期目標6. 1時間に2回，ジェフは使われていない濡れた布を持って歩き，店から品物を運んでくる。再保証を与えず，それから代わりの対応をする。

不安レベル：75　　　　　　　　　いつ / 頻度：勤務日は毎日

目標の日付：1月20〜24日　できるようになった日付：＿＿＿＿＿

〜を控える：洗浄の儀式と再保証

このように代わりに対応する：「わたしはもう，あなたがOCDに餌をやることを手伝うことはできません。あなたはOCDに餌をやらない方法を学んでいます。だから今度こそOCDに勝つためにOCDを許さないでおきましょう。あなたは職場を汚すことに取り組んでいます，だからわたしはあなたがもっと汚れるように誘導するかもしれません」

ご褒美：マリオとジェフにランチの時間を余分に与えること

署名：ジェフ＿＿＿＿＿＿＿＿＿＿　　署名：マリオ＿＿＿＿＿＿＿＿＿

ま と め

　行動の取り決めによって，OCD に異なった方法で対応し，OCD の制御から自由になることができます。この章を読み終わったら，次に述べるガイドラインを使って，あなたと大切な人の間で取り決めを交渉してください。

- ・「OCD の影響」リストを完成させることによって，大切な人の OCD のせいで，より困難になっている日々の状況を明らかにする。
- ・「困難な状況」リストを使って，大切な人の OCD のせいでより困難になっている何度も起こっている活動や状況を挙げる。
- ・「相手に合わせる行動の頻度」表によって，あなたが毎日相手に合わせる行動に従事している回数を記録する。
- ・「巻き込まれ行動の記録」表によって，あなたが相手に合わせる行動をとった様々な OCD の状況を挙げる。
- ・「感情日記」を使って，OCD から起こる感情の影響に気づく。
- ・表が完成した後，大切な人と取り決めを作り，問題に関連した長期目標を定める。
- ・大切な人と一緒に，長期目標に進むことができる小さなステップを同定する。困難な曝露の順に短期目標を配列する。
- ・「OCD に餌をやる」表を使って，別の方法で対応し，OCD に餌をやることを避ける選択肢を評価する。
- ・空欄の「家族の取り決め」表をコピーする。あなたと大切な人の間の取り決めを完成し，署名する。
- ・どのように新しい反応が作用したかをモニターし，それによって取り決めを変化させる。

第8章
親，兄弟姉妹，友人：
回復期におけるパートナー

　親，兄弟姉妹，そして友人として，あなたは OCD を持つあなたの大切な人と独特な関係を築いてきています。お互いの関係の中で，OCDが多くの悪影響を与えていることを，あなたは実際に目にして経験してきました。OCD に対するあなたの対応は，大切な人が回復する過程において良い影響にも悪い影響にもなり得ます。さらに，取り決めはあなたとあなたの大切な人がどちらもより自立し，OCD の要求に今以上に支配されないために役立ちます。OCD に栄養を与えるよりも，お互いの目標を達成して OCD と闘うほうが，あなたがたの関係性をより強固にすることができます。そしてあなたがたは一歩前進し，お互いの関係性を育み，OCD ではなく興味や関心のあることに向きあえるようになるでしょう。

　この章ではどのように取り決めを進めていくのか続けて説明していきます。はじめに，自宅での OCD への対応に関するマリオと彼の両親との取り決めを見ていきましょう。そして OCD の状況に対処し対応する中で，あなたがたが直面する可能性がある困難な例について説明していきます。

マリオ・デラニーが両親と交わした取り決め

35歳のマリオは，今でも両親のルイス，ローズと住んでいます。あなたは覚えているでしょうが，マリオは職場でも自宅でも清掃や洗浄の儀式を行っていました。家族メンバーは再保証を求められ，様々な巻き込まれ行動を取っていました。彼の家族は，認知行動療法（CBT）を受けるマリオをサポートしながら，彼らが苦痛から逃れ，OCDサイクルから解放される方法を探していました。

マリオは子どもの頃からOCDに苦しめられてきました。彼はOCDの支配下でこの1年をまた無駄に過ごしたくないと思っていました。マリオがOCDの治療を始めてから，彼の家族メンバーは，巻き込まれ行動がどれだけOCDに影響を及ぼしていたのかを学びました。マリオも彼の両親も，まったく新しい方法によってOCDに取り組む準備ができました。つまり彼は両親と一緒に，OCDに対するリスクを負うアプローチ（曝露反応妨害法：ERP）を行う準備ができました。またマリオの両親はOCDサイクルの一環として見られる，善意から生じる巻き込まれ行動を観察する心構えがありました。

取り決めのプロセスにおける第一段階は，問題の領域を特定することです。OCDのためにますます難しくなっているのは，日常生活のどのような状況でしょうか？　第7章で紹介したセルフモニタリングの日記や記録表を用いて，マリオの両親は，問題の領域，巻き込みの中での彼らの役割，またそれに関連する感情に対する評価を始めました。彼らは常にマリオと親密な関係を築き，常に彼を思う気持ちが強くありました。巻き込まれ行動表によって，現在両親が関わっている過保護な状況に対して，客観的な視点が示されました。

セルフモニタリングの練習が完了すると，マリオと両親は一緒に座り，マリオがOCDに巻き込まれる最中に彼らが担っている役割につい

第8章 親，兄弟姉妹，友人：回復期におけるパートナー 167

て，何を学んできたか話し合いました。彼らは今では繰り返し発生する
問題の状況と変更すべき領域を特定できました。また難しい状況につい
て話し合い，最初に取り組む問題領域についてお互いに同意を確認しま
した。最初の取り決めでは，マリオの回避に両親が巻き込まれること
と，毎日仕事から戻るや否やマリオが洗浄儀式に時間を費やすことを挙
げました。

　ルイスはマリオと一緒に仕事を終えて帰宅し，自宅玄関のドアを開け
てあげることでマリオの OCD に巻き込まれていました。ドアを開けて
もらうことで，マリオは仕事から戻り家中が汚染されることを回避でき
ました。それは彼にとって「安全」と思えることでした。家に入ると，
ローズは液体抗菌石鹸のボトルを持ち，台所の流し台でマリオを出迎え
ました。彼女はマリオの手に液体の抗菌石鹸をかけ，水道の蛇口を必要
に応じて開け閉めしてあげることで，マリオの OCD に巻き込まれてい
ました。こうした両親の巻き込まれ行動のおかげで，マリオは一日の汚
れを洗い流し，台所の水道を触ることでまた汚れてしまうことを避ける
ことができました。長い年月をかけて，時間節約という目的のためにこ
れらの日課が習慣化されていったのです。

　両親の巻き込まれ行動には多くの関連要因があったため，彼らは力を
合わせて取り決めを実行していくことにしました。彼らの長期目標は，
マリオが仕事から帰宅するや否や行う回避と洗浄儀式に参加しないこ
と，曝露でリスクを取ることを励ますことでした。彼の両親は長期目標
をいくつかの小さなステップに分けて，短期目標を設定しました。短期
目標をひとつひとつ達成すると，OCD の成長が次第に弱まったことに
両親は気づかされました。そしてマリオは，取り決めの際に記入した短
期目標のそれぞれの項目の不安の強さを検討し，取り決めを記す表に目
標達成予定日を記入して，達成するために妥当な計画について合意しま
した。

　最後のステップとして，長期目標と短期目標を無事に達成した際のご

褒美やインセンティブを決めました。あなたと大切な人は，共に頑張っ
てこの難しい変化に挑み，OCDから解放された人生への道を切り拓く
努力をお互いにする，そのような共通認識を持つ大切さを覚えておきま
しょう。マリオと彼の両親は，長期目標を達成すれば素敵なレストラン
でディナーをとることに決めました。短期目標を達成すれば，お互いに
特別な料理を作り，お互いのご褒美として提供しました。それはささや
かな楽しみとなり，彼らがOCD以外の関心を共有するのに役立つこと
さえありました。ルイス，ローズ，マリオは食生活を充実させ，素晴ら
しい料理を用意して食卓に出すことを得意がるようになりました。

ルイス，ローズ，マリオ一家の取り決め

今日の日付：<u>1月1日</u>　　　　　　目標の日付：<u>1月24日</u>

問題：<u>ルイスとローズは，マリオが仕事から帰宅した際に，彼の回避</u>
<u>と洗浄儀式に巻き込まれることで日々OCDの成長を促していた。</u>

長期目標：<u>ルイスとローズはマリオが仕事から帰宅して回避や洗浄行</u>
<u>為を行ってもそれに参加しないこと。またマリオがリスクを取ること</u>
<u>や曝露を行うことをサポートして励ますこと。</u>

ご褒美：<u>素敵なレストランで食事をする</u>

短期目標1. <u>マリオは仕事から戻った際に彼自身で玄関のドアを開け</u>
<u>る，そうすることでドアの取手を職場の汚れでさらに汚染すること。</u>
<u>ローズは，石鹸入れと蛇口については当面の間マリオを手伝うこと。</u>

不安レベル：<u>35</u>　　　　　　　　いつ／頻度：<u>仕事日</u>

目標の日付：<u>1月1〜4日</u>　できるようになった日付：＿＿＿＿＿＿

〜を控える：<u>ルイスはマリオと一緒に仕事から戻ったとき玄関のドア</u>
<u>を開けるのは我慢する。ルイスとローズはマリオが頼んでも再保証を</u>
<u>与えるのは我慢する。</u>

第8章　親，兄弟姉妹，友人：回復期におけるパートナー　　169

このように代わりに対応する：「難しいのはわかっている。でもあなたはリスクを負うことができる。職場の細菌であなたはドアの取手を汚している，その考えに慣れることもできる。その細菌を拡げるとあなたは風邪を引くかもしれない。でもあなたの残りの人生を OCD と共に歩むよりは数日間風邪を引くほうがよい」

ご褒美：ローズが特別な料理を作る

短期目標2. これまでの曝露を続けることに加えて，ルイスとローズ，マリオは自宅の居間全体にわざと職場の汚れをまき散らすこと。ローズは，石鹸入れと蛇口のことは当面の間マリオを手伝うこと。

不安レベル：55　　　　　　　いつ / 頻度：仕事日

目標の日付：1月5〜7日　　できるようになった日付：＿＿＿＿＿＿

〜を控える：ルイスとローズはマリオに対して，居間に汚れをまき散らしても大丈夫と保証を与えないよう我慢する。

このように代わりに対応する：「難しいのはわかっている。でもあなたはリスクを負うことができる。職場の細菌であなたは自宅を汚している，その考えに慣れることもできる。その細菌を拡げるとあなたは風邪を引くかもしれない。でもあなたの残りの人生を OCD と共に歩むよりは数日間風邪を引くほうがよい」

ご褒美：ルイスが特別な料理を作る

短期目標3. これまで曝露を続けることに加えて，マリオは石鹸入れと水道の蛇口に自分自身が触れて使えるようになること。

不安レベル：65　　　　　　　いつ / 頻度：仕事日

目標の日付：1月8〜10日　　できるようになった日付：＿＿＿＿＿＿

〜を控える：ルイスとローズはマリオに対して，居間に汚れをまき散らしても大丈夫と保証を与えないよう引き続き我慢する。そしてローズは石鹸入れと水道の蛇口のことでマリオを手伝うことを我慢する。

このように代わりに対応する：「難しいのはわかっている。でもあなたはリスクを負うことができる。職場の細菌であなたは自宅を汚している，その考えに慣れることもできる。その細菌を拡げるとあなたは風邪を引くかもしれない。でもあなたの残りの人生を OCD と共に歩むよりは数日間風邪を引くほうがよい」

ご褒美：マリオが特別な料理を作る

短期目標4. これまで曝露を続けることに加えて，ルイス，ローズ，マリオはマリオの寝室以外の自宅全体にわざと職場の汚れをまき散らし，マリオが自宅で職場の汚れに曝露する機会をさらに設ける。

不安レベル：70　　　　　　　　いつ / 頻度：仕事日

目標の日付：1 月 11 〜 14 日　できるようになった日付：＿＿＿＿＿

〜を控える：ルイスとローズはマリオに対して，自宅全体に汚れをまき散らしても大丈夫と保証を与えないよう引き続き我慢する。

このように代わりに対応する：「難しいのはわかっている。でもあなたはリスクを負うことができる。職場の細菌であなたは自宅を汚している，その考えに慣れることもできる。その細菌を拡げるとあなたは風邪を引くかもしれない。でもあなたの残りの人生を OCD と共に歩むよりは数日間風邪を引くほうがよい」

ご褒美：ローズが特別な料理を作る

短期目標5. これまで曝露を続けることに加えて，マリオは仕事から戻った際に手洗いを我慢できるようになること

不安レベル：75　　　　　　　　いつ / 頻度：仕事日

目標の日付：1 月 15 〜 19 日　できるようになった日付：＿＿＿＿＿

〜を控える：ルイスとローズはマリオに対して，自宅全体に汚れをまき散らしても大丈夫と保証を与えないよう引き続き我慢する。

このように代わりに対応する：「難しいのはわかっている。でもあな

第8章　親，兄弟姉妹，友人：回復期におけるパートナー　　171

たはリスクを負うことができる。職場の細菌であなたは自宅を汚している，その考えに慣れることもできる。その細菌を拡げるとあなたは風邪を引くかもしれない。でもあなたの残りの人生を OCD と共に歩むよりは数日間風邪を引くほうがよい」

ご褒美：ルイスが特別な料理を作る

短期目標6. これまで曝露を続けることに加えて，ルイス，ローズ，マリオは，マリオの寝室も含めて自宅全体にわざと職場の汚れをまき散らすこと

不安レベル：80　　　　　　　　いつ／頻度：仕事日

目標の日付：1月20〜24日　できるようになった日付：＿＿＿＿

〜を控える：ルイスとローズはマリオに対して，自宅全体に汚れをまき散らしても大丈夫と保証を与えないよう引き続き我慢する。

このように代わりに対応する：「難しいのはわかっている。でもあなたはリスクを負うことができる。職場の細菌であなたは自宅を汚している，その考えに慣れることもできる。その細菌を拡げるとあなたは風邪を引くかもしれない。でもあなたの残りの人生を OCD と共に歩むよりは数日間風邪を引くほうがよい」

ご褒美：マリオが特別な料理を作る

署名：マリオ＿＿＿＿＿＿　　署名：ルイス＿＿＿＿＿＿＿

署名：ローズ＿＿＿＿＿＿

　マリオが仕事の後に行っていた儀式を毎晩簡単に行えるよう，両親が常にどれだけ努力をしてくれていたのかにマリオは気づきました。今では彼自身が自分の恐怖に直面することに取り組み，サポートがあればリスクを取る準備もできていました。両親が彼の汚染恐怖に彼自身が継続的に向き合えるよう励ますことは，両親が彼の助けになるうえでは最高

の方法であったと彼は気づきました。両親はOCDに力を貸すよりも，マリオに力を貸していくことでしょう。ルイスとローズは曝露をしながらマリオがどれだけ必死に汚染恐怖に関わっていたのかわかりましたし，さらに曝露に協力することが彼を助ける機会になることをありがたく思えました。彼らはマリオの助けになる適切な方法を理解したことで安心を得ました。

回復期におけるパートナー

　あなたが親，兄弟姉妹，友人であろうとも，あなたの大切な人とは，OCDと闘うパートナーであると考えることが重要です。パートナーと言っても親としては，相手が成人している場合と，相手がまだ未成年である場合とではかなり異なる役割を果たすことになります。親としての役割は重要ですが，相手が大人だとすると，OCDからの回復のプロセスにおいては，パートナーとしての役割がより重要になります。OCDとの闘いということに関して再度申し上げると，家族メンバーは自分たちは闘いのパートナーであると考えるほうがよいということです。この章に書かれているアドバイスの大半は，親がOCDを持つ場合にも当てはまります。例えば，チェリーの息子であるジェイムスは彼女が回復期にいるとき大変助けになっていました。

　OCDの影響下にある多くの家族では，重大な家族の問題が生じやすいようです。OCDを持つ人の家族は不確実さを経験していると報告しています。それはOCDに対して彼らがどう反応するかを選択するときに感じることです。彼らはOCDを持つ人を守りたいという自然な希望と，不安を増大させるかもしれないという漠然とした感情の間で板挟みになっているかもしれません。しばしば家族はOCDに反応しながら，追い詰められていくのを感じます。家族の性質（そしてOCDに協調してしまう反応）の中にはOCDからの回復を妨げる傾向を持つものがあ

第8章 親, 兄弟姉妹, 友人：回復期におけるパートナー　　　173

ります。ある家族の性質は, 回復で得たことを持続するのをより困難に
します。この章の残りでは, 様々な場面で生じる可能性のある問題につ
いて説明しましょう。この先のページでは, あなたにそれぞれの場面で
の困難な状況について検討していただきます。

❖モデリング反応

　子どもは親の適応のスタイルやストレス対処を通して行動を模倣（モ
デリング）します。例えば, 問題解決のために頭を抱えて泣く母親もい
れば, 落ち着いて対応し, 様々な方法について話し合う母親がいるかも
しれません。母親が前者の反応か, または後者の反応で対応するかに
よって, その子どもたちは別のことを学びとるでしょう。大人であれ
ば, 親の反応も含めて他人の反応から行動を学び続けます。

　OCD を持つ人にとっては, 信頼している人の行動を真似ることが効
果的です。OCD を持つ親として, チェリーは夫の行動と同様に, 息子
の行動を観察することが役立つことに気づきました。彼女が OCD を発
症したときは息子のジェイムスは 12 歳でしたが, 彼が彼女の大きな支
えになるには十分な年齢でした。彼女は彼を信頼し, 彼の反応をモデリ
ングすることで安心を得ました。チェリーが抱える恐怖は, 彼女が他人
の食べ物を汚染してしまうというものでした。彼女は「普通の」行動が
何かわからなくなっていました。後で誰かが食べるかもしれないポテト
チップスや包装されていないキャンディーに触ることは, 彼女にとって
は大きな課題でした。もし彼女がそれらを汚染して誰かが病気になった
ら？　彼女はパーティーで, ポテトチップスの入った菓子皿に手を入れ
ている息子の行動を真似ました。彼は包装されていないキャンディーや
ポテトチップスに触ることを通して, それは大丈夫なんだと母親が感じ
られるように助けました。

　あなたの適応的な対処の反応をモデリングすることは, あなたの大切
な人に役立つ場合があります。ただし不安に突き動かされた反応や否定

的な反応をモデリングすることは役に立ちません。取り決めを進める際に，家族メンバーや友人の適応的なコーピングスキルをお手本にすることは重要な手段です。あなたの大切な人は，あなたのスキルから学ぶことができます。あなたが取り決めを進めて巻き込まれ行動への理解を深めると，大切な人がより適切な対処能力を持っているというメッセージを，あなたから自信をもって発信することができます。以前には，日常生活の中では気づかないうちに，これとは逆のメッセージを送っていたかもしれません。大切な人に備わっている，問題を扱っていく能力，または問題対応力をあなたが疑うということは，その人の不安を高める行動です。私たちが他人の感情の管理能力を疑い，それを問いつめると，その人が自分自身をケアすることに自信を持てないのだというメッセージを送ることになります。

　取り決めがうまく進むと不安レベルは下がります。それは大切な人に対してあなたが信頼しているというメッセージを送っているからです。あなたの信頼は，恐れている状況や苦痛を伴う状況への曝露を大切な人が実行するときに役立ちます。信頼感をもってコミュニケーションを取ることができると，よい結果に至る可能性が高まります。回復によって徐々に得た事柄をその人がそのまま維持していくのに役立ちます。

　巻き込まれとは異なり，これはサポートを提供する際に取ることができる戦略的な方法で，OCD 症状が維持，または悪化しにくくなります。

　あなたの大切な人が OCD と闘うときに，モデリングの概念をどのように利用しますか？

_____

_____

_____

_____

_____

第8章　親，兄弟姉妹，友人：回復期におけるパートナー　　175

あなたの大切な人の能力をどのように疑っていますか？

_____

_____

_____

_____

　あなたは，彼／彼女がより適切な対処能力があるという自信をどのように深めていきますか？

_____

_____

_____

_____

❖不安やうつを持つ人がいるとき

　家族メンバーや友人の中には，自分たちがどのようにOCDと関わりを持っているのかについて理解するのが難しいという人が時々います。家族メンバーは，自分自身の不安を高めている行動によって，無意識のうちに曝露を制限しているのかもしれません。また，OCDや別の精神疾患を持つ本人自身も，回復過程の進展を妨げているのかもしれません。家族メンバー自身が抱く不安やうつによる困難も，大切な人が危険を認めて判断を行う際に支障をきたすかもしれません。例えば，高齢の両親による過剰な忠告や心配によって，成人した彼らの子どもは危険の可能性を過大評価することになるでしょう。

　うつや不安がある人は，それらの症状があまり酷くなかったときに行うと思われる方法と異なるやり方で問題に対処します。うつや不安の人は以前より切迫したやり方で対応する場合もあるかもしれません。なぜ

なら彼らはその状況を以前よりも強く脅威的だと解釈するからです。彼らは「もし～だったら」と考えたり，曖昧な状況で起こり得る脅威について思案し，その内容に基づいて決断を下します。彼らは脅威や不安が生じる状況を避けて，回避という方法でよく対応します。問題解決法としての回避は，幸せを感じられずにいる家族が問題解決や意思決定を行う際には役立つでしょう。もし大切な人があなたの回避している状況を目の当たりにすれば，その人は似たようなストレスを感じたときに，可能な解決法として回避を使うことになるでしょう。OCD を持つ人のストレスに対する典型的な対応として，回避か儀式が用いられることはよくあることです。

　家族メンバーの不安が曝露のホームワーク（課題）を妨げることがあります。例えば，宿題がトイレの便座を触ることだとします。もしかすると，家族メンバーは OCD を持つ人に対して便座を触るように励まさないかもしれません。彼ら自身がそうすることで病気になるという恐怖心を抱いているからです。ホームワークの代わりに，ゆるい曝露の方略を考える手助けをしてしまいます。手袋を使う，先に便座をきれいにしておく，あまり使用されていなさそうな公衆トイレを勧めるというようなことです。彼らは取り決めた通りに曝露のホームワークを行わなかったり，その通りにやっていても，OCD の恐怖や症状をサポートするような方法に変えている場合があります。

　不安やうつのある家族メンバーや友人は，OCD を持つ人の要求に応えられる状態にはありません。彼らは曝露のホームワークが行われる間，自分自身の不安に耐える力に限度があるかもしれません。治療中，または治療後に OCD を持つ人が必要とするサポートや励ましを与えることができないかもしれません。OCD を持つ人はサポートに乏しさを感じ，結果的に曝露の実施に苦労する可能性があります。

　不安を抱いている家族メンバーも物や状況を避けるかもしれません。もし OCD を持つ人が曝露を行うのにショッピングモールへ行かなけれ

ばならないとして，家族メンバーが混んでいる場所に対する不安を感じ
ていた場合，どうなるでしょう？　この曝露をただ避けてしまうほうが
簡単かもしれません。また，どちらか一人の苦痛があまりに大きい場合
には，対処ができないかもしれません。OCD を持つ人は家族メンバー
が避けるのを見て，そうすることが不安に対し必要で，納得がいく反応
なのだと理解します。

　しばしば家族メンバーの一人が OCD や別の精神疾患への支援を求め
ると，他の家族メンバーは自分たちの不安やうつについての問題をより
深く考えるようになります。これは，彼ら自身が必要とする助けを求
める動機になります。以下の「他の人の不安やうつが OCD に与える影
響」リストで，あなたの家族の不安やうつが与える影響について検討し
てみましょう。

他の人の不安やうつが OCD に与える影響

　もしあなたに不安やうつがあれば，家族メンバーの OCD にどのよう
な影響を与える可能性があるでしょうか？

　もしあなたに不安やうつがあれば，家族メンバーの OCD からの回復
にどのような影響を与える可能性があるでしょうか？

もし他の家族メンバーに不安やうつがあれば，家族メンバーのOCDにどのような影響を与える可能性があるでしょうか？

もし他の家族メンバーに不安やうつがあれば，家族メンバーのOCDからの回復にどのような影響を与える可能性があるでしょうか？

❖過保護

　家族メンバーや友人は，日常生活のありふれた場面において，危険できわどい状況であると指摘することにとても慣れています。不安を引き起こす状況を大切な人が回避できるよう手伝うのは自然な傾向だからです。そこには家族が味わう苦痛を避けたいという願いも含まれています。あなたはどのくらいしばしば，大切な人に脅威を警告しているか，そしてその結果，周囲の危険への感覚を高めてしまっているか，わからなくなっているかもしれません。危険は普通のこととなり，一般的な脅威や，あまり起こらない事柄や出来事に対しても脅威の感覚が作られ

第8章 親，兄弟姉妹，友人：回復期におけるパートナー　　179

ていきます。その危険は「これをしないで」「それに警戒して」などの
メッセージを送りながら，その人をコントロールしていきます。

　過保護な環境は OCD を持つ人が不確実さに耐える力をより弱らせま
す。彼らの危険に関する考えや予知能力は高まります。そして危険の可
能性を過大評価するようになります。過保護は治療で利益を得るのを妨
げます。OCD を乗り越えるということは，リスクを取るということが
すべてなのです。

　防衛的な行動は不快な曝露課題を減らすよう働きかけ，苦痛な曝露課
題を妨害することがあります。曝露を行っている間，家族メンバーが過
保護で不安であるならば，曝露に対して否定的な印象を受けたことを不
注意にも意見するかもしれません。

　ジョアンは友人や両親に対して，何かひどいことを行い，誰かを傷つ
けなかったかどうか，または自分がしなければならないと考えていたこ
と忘れたために，誰かを傷つけなかったかどうか再保証を求めていまし
た。彼女は毎晩，その日の出来事について振り返り，常に彼女が誰かを
傷つけて危険に曝してしまうというシナリオを思い浮かべるのでした。
もしかすると，彼女は友人の感情を傷つけるようなことを言ったかもし
れません。すると彼女は，友人に確認するために電話をかけ，保証を求
めました。ある晩彼女は，職場のトイレを出たときに，トイレの流水音
が止まるのを聞いていなかったことに突然気づき，不安になりました。
彼女はいつもトイレを出る前に立ち止まり，トイレの水の音が止まるの
を聞いて確認していました。もしトイレが水で溢れてしまったらどうし
よう？

　ジョアンの父親もまた OCD と闘っていました。彼は認知行動療法
（CBT）を受けて「95％よくなった」とよく言っていました。娘のシ
ナリオの一部は彼にも理解できました。彼自身，儀式については口をつ
ぐんでいましたし，たとえそれが彼女にとって最善の方法でないとわ
かっていても再保証を与えました。彼女が一日の出来事を思い起こすこ

とを我慢しようと決めたとき，彼は彼女をサポートすることを躊躇しました。彼は，せめて1回ぐらいはその行為を繰り返すことに納得していたし，「援助すること」を考えたことがなかったのです。ようやく彼は，ジョアンがその日の出来事の振り返りを止めることが大切であると同意しました。またジョアンが彼に再保証を求めても，それを与えないように我慢することもまた大切であると同意しました。2人は一緒になって，彼女が人を傷つけていないことに再保証を求めた際の彼の応答について検討しました。例えば，このような感じです。「それにはコメントできないよ。お前は誰かを傷つけたかもしれないし，そうでないかもしれない。そうであっても，私たちはその不確実性の中で生きているんだ。私たちがOCDと闘うには，儀式に抵抗することが役に立つんだよ」。ジョアンと父親にとって，再保証を求めること自体が儀式であることを認識することが重要でした。そして父親にとっては，再保証を与えて娘に確認儀式をさせることも儀式となっていました。

　ジョアンがOCDとの闘いに参加する前は，彼女の父親はこのようなことを言っていたのかもしれません。「多分，ティナに電話をかけて，彼女が怒っていないか確認したほうがよいね。大したことではないから」，あるいは，「店に電話をかけて誰かにトイレを確認してもらおう」。このようなコメントは疑いという種を蒔き，OCDの成長を助けるものです。父親の発言を聞くことで，ジョアンは本当に危険があったんだと考えました。このようなことがOCDを強め，ジョアンの意思を揺るがせていました。曝露を行っている間は，家族メンバーを守るよりも，リスクを負うことを勧めたほうがよいのです。

　不安を感じると，ゴールは長期間を経て起こる変化であることを思い出しにくくなります。典型的な曝露のセッションでは，短期的に経験される不安が家族メンバーを圧倒してしまうことがあります。そうすると家族メンバーは長期的な取り組みで得られる満足感を忘れてしまい，短期的な安堵に目を向けるかもしれません。このようにして，彼ら自身に

第8章　親，兄弟姉妹，友人：回復期におけるパートナー　　181

不安があったり，苦痛や不快感から大切な人を守ろうとしたりするために，彼らは曝露課題を省略または減らしてしまうかもしれません。覚えておいてください。治療の目的は，長期間の安堵を手に入れるために短期間の苦痛を乗り越えることです。

　あなたの大切な人を過保護にしていたかもしれない体験例をいくつか挙げてください。

_____

_____

_____

_____

_____

❖ OCD に対する，各家族メンバーの見方の相違点

　OCD が見られる家庭では，家族メンバーの間で衝突が増えるということは，よくあることです。衝突は困難な OCD に対する対処法について，家族メンバーがそれぞれ異なる視点を持つことから生じる場合があります。この困難に巻き込まれがちな家族もいれば，困難に敵意を抱き敬遠しがちな家族もいて，それぞれがストレスフルな状況に対して異なる対処法を選んでいます。成人した子どもがいる場合，時には片方の親が自宅で大人になった子どもを守ることに関心を持ち，親としての世話をすることで継続的な見返りを得ていることもあります。そのような親の行動は，成人した子どもに自立する能力がないというメッセージを強めます。親と子が自立した生活を送ること（または孤独で世話されないこと）が恐ろしく，脅威として感じるのかもしれません。このように，兄弟姉妹や親しい友人でさえ，OCD を持つ人の世話をすることに満足感を覚え，依存は続いていくのです。

　取り決めのプロセスは，大切な問題，家族の役割，そして家族のニー

ズに関するコミュニケーションの改善に役立ちます。巻き込まれ行動を調べることで，あなたがたの信念や期待の類似点や相違点がわかりますし，問題対処法に関するあなたがたの見方も明らかになります。

OCD に対する家族メンバーの見方とあなたの見方はどのように違っていたのでしょうか？

_____

_____

_____

_____

_____

❖チームとして取り組む

　チームとして取り組むことは家族が支えになれる重要な方法のひとつです。曝露の際にチームワークで励ますこと，回避策を最小限にすること，巻き込まれ行動を減らすこと，またはご褒美システムを実行すること，そのいずれであってもチームアプローチは回復に最適な方法です。ただしご褒美は衝突の元になるかもしれません。ときにはご褒美システムが家族間で争いを引き起こすこともあるでしょう。このように，新たな衝突や緊張も生じます。取り決めを実施する前に，家族の間でご褒美について明確にしておくことが大切です。自宅での衝突を少なくするために，取り決めへの障害を小さくするために，そして OCD に集中するために，もっと客観的な第三者に対して助けを求めたくなるかもしれません。その役割はセラピストや信頼している友人が担う場合があります。ゆっくり時間をかける中で，取り決めのプロセスがよりしっかりしたものとなり，家族に理解されるようになって，第三者は家族メンバーにその責任をゆだねることができるようになります。

家族メンバーにご褒美システムを使ってもらうことに対して，あなたが気になっていることはありますか？

_____

_____

_____

_____

❖過度な自己犠牲

　多くの巻き込まれ行動には，自己犠牲という共通した主要なテーマがあります。自己犠牲の問題は成人した子どもと同居している両親にとっては重要な問題です。あなたは思春期の子どもの犠牲になることを望むかもしれませんが，子どもが20代，30代になってもその犠牲を続けると，様々な感情や心配が湧いてきます。家族は成人した子どもがOCDを持っていない場合でも，様々な感情や心配に向き合っていることを覚えておきましょう。自宅から外に出ない子どもは，この問題を大きくしていくでしょう。自己犠牲は兄弟姉妹や親しい友人，OCDの親がいる成人した子どもにとっても問題になる可能性があります。

　このようなバランスのとれていない関係性の中で多くの感情が生じます。誰かに過度な犠牲を払うことは，その結果として，恨み，心配，欲求不満を生じさせます。家族メンバーは苦難の道という望ましくない方向に進むことになります。その中で大切な人に恨みや敵意を徐々に抱くようになります。例えば，彼らは憤慨して敵意を感じると，次のように言うかもしれません。「すべては子どもの問題。すべて子どものため。自分の時間はない」。

　大切な人が仕事や学校生活を続けられるよう助けるために，自分自身の仕事をあきらめて，儀式の障害を乗り越えながら生活する人もいます。おそらくOCDは，あなたが大切な人の苦痛を和らげるためにその

場にいること，そして儀式を見ていること，——または儀式への参加までも——求めていました。あなたは OCD の要求に応じているのです。つまりその他の責任を果たすために，また他の家族メンバーを気づかうために必要なあなた自身の時間やエネルギーを犠牲にしているのです。

チェリーの息子は共感的な人物で，母親が電化製品やドアを何度も何度も確認するため学校に遅刻することになっても，それが苦痛であることを見せないように努めました。母親が曝露反応妨害法（ERP）を行うようになり，OCD について詳しく学ぶにつれて，彼が犠牲を払うことが実際には母親の回復にとって逆効果であることに気づきました。彼はチェリーに，学校に遅刻するときにはイライラするし，恥ずかしいと伝えました。チェリーの行動が息子にどのような影響を及ぼしているのかを認識することが，チェリーが ERP を実施してリスクを負う際の励みとなりました。

家族メンバーのためにあなたが過度に犠牲的になっていることについて，あなたはどのように考えていますか？

_____

_____

_____

_____

_____

自分が犠牲になることのプラス効果，マイナス効果について記入してみましょう。

_____

_____

_____

_____

❖過度に関わること

　家族メンバーは，OCD を持つ人の感じ方を理解していると考え，時に話が押しつけがましくなることがあります。家族メンバーは，OCD を持つ人がどのような気持ちでいるかを言葉にすることはできますが，実際に本人がどう感じているのかにはほとんど関心がなく，それを尋ねたいとも思っていません。「気分はどう？」と尋ねる代わりに，家族メンバーは「あなたが本当に怖がっていて，恥ずかしいと思っているのはわかっているわ。あなたはそれを否定できないよね」と言うかもしれません。そのような発言は不適切な押しつけと言えるもので，その人が持つ自主性の尊重を許容していません。過度な感情移入を行うと，高圧的で相手は息が詰まるように感じます。

　過度に感情的な関わりをすることは，過度な情緒的関心という枠組みも作ることになります。「自分の準備ができているってあなたがわかっていることがベストなのよ。私は応援しているわ」と言う代わりに「あなた本当に曝露する準備はできているの？」という言葉を投げかけてしまう場合が，それがよく表れているときでしょう。このような特徴を家族メンバー自身が気づくのは難しいことでしょう。彼らは大切な人の世話をとてもよくするでしょうし，自分ができる助けは何でもしたがります。残念なことに，それがコントロールにつながり，大切な人本人がどう感じるか，またはどう感じるべきかをそれとなく伝えたり，どうすべきかについての不適切なアドバイスを与えるようになってしまいます。彼らは OCD から大切な人を守るため，誤った試みによって過剰にコントロールしています。または，儀式に参加するなど，彼らは OCD に過剰に関わるようになるかもしれません。OCD について正確に理解しないと，この方法では逆効果になります。OCD は，感情的な過度の関わりや自己犠牲を通して，彼らが要求を受け入れることで成長します。

大切な人の OCD に対して，あなたは感情的な過度の関わりをどのようにしていますか？

_____

_____

_____

_____

_____

❖批判を表現する

　家族メンバーは，批判という誤った手段で大切な人を助けようと試みてしまうことが時々あります。家族メンバーは，別のやり方を本人に伝えれば，問題を解決できるだろうと考えます。OCD と闘っている間，大切な人がこれらのメッセージを聞くと，それを批判として認識するでしょう。それは大切なことだと感じたり，また生産的で，役に立つと感じるよりもチクチクと心に突き刺さる痛みを伴うものとなります。批判は大切な人にとって悪影響があり，治療においても悪影響を及ぼします。批判を聞くと，人は「変わる必要なんてあるのだろうか？　自分にはできないだろう」または「何も変わらないだろう。自分が今と違うようになれるなんて誰も思わない」，または「もし OCD が私の邪魔をしなければ，私は何でも成し遂げられるだろうし，彼らにそんな私を誇りに思ってもらえるだろう」というような否定的な考えを抱くようになります。

　曝露課題は OCD を持つ人にとって大変難しいものです。なぜなら彼らが恐怖に向き合うからです。つまり，彼／彼女は勇気を出してリスクを負うのです。そこであなたが批判すれば，大切な人の出鼻をくじく可能性があります。批判というのは「ホームワークに出た曝露課題の一部はやったけれど，まだすべて行ったわけではない。またあなたはいつものようにあきらめてしまっている」というような，とても鋭いもので

第8章 親，兄弟姉妹，友人：回復期におけるパートナー 187

す。もし大切な人があなたの期待に応えられないとしても，失望を非言語的に表現する（深いため息をつき，頭を振る）のも避けるべきです。

家族メンバーは，特にOCDを持つ人がOCDを克服するためのやる気を出すのが難しい場合，それを怠惰で非生産的でわがままだと理解しているかもしれません。このような否定的な意見を，直接的にまたは非直接的に表現していると気づくようになることが役立つでしょう。OCDについて，OCDを克服することについて，そしてOCDとの闘いにおいてOCDから耐え切れないほどの支配を受けることについて，あなたはさらに詳しく細部にわたって学び始めています。

両親や他の家族メンバーは，OCDを持つ人の意欲を高めるために言うべきことを言えば，快方に向かう助けとなると信じているかもしれません。それらは，口やかましい発言，過度な励まし，批判的，あるいは敵意のある発言として表されるでしょう。攻撃的で押しつけがましい発言によって，大切な人は，より恐怖や恥ずかしさ，怒りを抱くでしょう。こうなると，大切な人が治療を求める機会，あるいは治療を続ける機会を少なくしてしまいます。OCDに反応し，対処する新しい方法を継続して学ぶことで，あなたは過剰に関わったり批判的にならずにいられるようになります。

大切な人は積極的な支援を求めます。敵意のある批判はそれとはまったく逆です。OCDを持つ人は難しい曝露課題を行っている間，「やればできる」「もう少しでできる」「できた，すごい！」というような励ましの言葉で支援される必要があります。つまりそれは，あなたにとっては些細なことと思えることでも，彼らにとっては困難で怖いような課題，たとえばドアの取手に触れることや手洗いを我慢すること，部屋を散らかしてすぐ掃除するのを我慢すること，集めている物や必要ない紙の束を捨てること，そのような課題に向き合うときに彼らを励ますということなのです。多くの人にとってそのようなことは大きな成果には見えないかもしれません。けれどもOCDを持つ人や彼らの大切な人にはこれ

らの成果の大きさが次第にわかるようになります。

　過度に否定的な批判の中で生活すると，変化への意欲を失うかもしれません。変化への意欲は曝露療法の核となるところです。なぜなら変化するためには苦痛な課題に向き合う必要があるからです。OCDを持つ人は，最も避けたがっているまさにそのことに取り組まなければなりません。憤りや不満の感情を共有すると，やる気をそぐことになるでしょう。家族が症状と本人とを別に考えて，その困難に立ち向かおうとしている本人を励ますと，大切な人は成功します。

　敵意があり，批判的な態度はまた，OCDと長期間闘うための能力に悪影響を及ぼすでしょう。治療の間は適切に行動できた人でも，批判的な家族の中に戻ると症状が再発してしまいます。もしOCDを持つ人が家で儀式を行ってしまうと恐らく批判されることになり，結果的に曝露課題に取り組むのが困難になります。そのことは，彼らの，自分はOCDに効果的に対処できないという感覚を強めてしまいます。単なる症状の再燃を，曝露をする際の注意すべき赤信号と受け取るのではなく，とりかえしのつかない失敗として捉えてしまうのです。これは，家族メンバーが症状の再燃を失敗と捉えて，「良いことは，そう長く続かないと思ったよ」などと批判的な発言をすることによる影響だと思われます。以下の「批判の表現」リストで，あなたの批判傾向を振り返ってみましょう。

批判の表現

あなたは否定的な考えや感情をどのように表現しますか？

_____

_____

_____

_____

第8章　親，兄弟姉妹，友人：回復期におけるパートナー　　189

　　大切な人の OCD に対してあなたが抱く否定的な感情を挙げてみま
しょう。

_____

_____

_____

_____

_____

　　これらの感情を，どのようにしてより適切に表すことができるでしょ
うか？

_____

_____

_____

_____

_____

　　大切な人の OCD に対してあなたが抱いている否定的な考えを挙げて
みましょう。

_____

_____

_____

_____

_____

　　これらの考えを，どのようにしてより適切に表すことができるでしょ
うか？

肯定的な感情や考えを表現することは，あなたの大切な人がOCDのとらわれから解放される助けとなるでしょう。肯定的な感情には，希望，励まし，関心，共感が含まれます。肯定的な考えや感情は，様々な方法——褒める，励ましの言葉を掛ける，非言語的コミュニケーション（スキンシップやアイコンタクト）を通して表すことができます。

　肯定的なサポートを表現することの大切さは見逃してはいけないことで，当然のことなのです。人は肯定的感情も否定的感情も取り入れますが，よりよいのは肯定的感情を取り入れる場合です。肯定的感情は，共有されると，人に力を与え，癒しをもたらしながらどんどん大きくなっていきます。同様に，否定的感情はお互いに気分がよくなることをさらに難しくします。以下の「肯定的なサポートを表現する」リストを用いて，あなたの肯定的感情と肯定的考えに関する表現の傾向を振りかえってみましょう。

肯定的なサポートを表現する

　大切な人に対してあなたが経験した肯定的な感情を挙げてみましょう。

大切な人に対してあなたが抱いた肯定的な感情を挙げてみましょう。

あなたはどのようにこれらの肯定的な考えや感情を，相手を認める気持ちとして表現しているでしょうか？

先週1週間で，大切な人を認めてあげた機会を挙げてみましょう。

もし親が OCD だったら？

OCD を持つ親が最も恐れていることのひとつは，自分たちの OCD のせいで子どもたちを傷つけてしまうことです。これはチェリーにとっ

ても大変大きな恐怖でした。OCD に対処するという負担は，息子の
ジェイムスに永遠に癒せない傷を負わせてしまうでしょうか？　ある意
味で，彼らの役割は逆になっていました。チェリーがジェイムスの支
えにならないといけないと感じたときには，ジェイムスがチェリーの
支えになっていました。チェリーは OCD が最悪の状態だったときは，
ジェイムスに再保証を求めました。チェリーが OCD について詳しく学
ぶと，彼女はその情報を息子と同じく夫とも共有しました。ジェイムス
は母親に再保証を与えないこと，確認儀式に参加しないことを学びまし
た。チェリーが彼女の症状に向けて CBT に専念し，その結果 OCD か
ら抜け出せるように，ジェイムスは見守りました。

　ジェイムスは「僕は母親を誇りに思っている。自分の状況を投げ出す
人もいるけれど，彼女はそうしなかった。彼女は決心することの大切さ
を僕に教えてくれた。彼女の例から学んだし，自分が乗り越えられない
と思うような出来事があってもそれを受けとめる」と言いました。

　母親の回復過程に一緒に参加することは，ジェイムスに害というより
も，むしろよい影響を与えました。ここでうまくいったことで，自分の
人生においてもうまくいくという自信を抱くことができました。チェ
リーが回復し，そして人に手を差し伸べているのを見てジェイムスは触
発され，自分も困難を乗り越えて人の手助けができるのだと自信を持ち
ました。母親の OCD に対処しているときでさえジェイムスの高校の成
績は大変優秀で，彼はその後大学の奨学金を複数もらい，そこで最優秀
成績者として卒業しました。そしてアフリカにおけるエイズの流行に関
する教育の仕事を始めました。

　OCD は必ずしも，親子関係に危害を与えるものではありません。多
くの家族があらゆる種類の対立を経験し，困難を抱きながら生活してい
ます。困難によって子どもたちはたくましく成長し，たくましさ（レジ
リエンス）と対処法（コーピングスキル）を身につけます。それが人生
の中での日常的な対立や困難に向き合うときに役立つのです。子どもた

ちや10代の若者たちは，回復していく親を支えることができます。彼らよりも年上の家族メンバーとほぼ同じ方法で親を支えているのです。つまり彼らは，親が回復するためのパートナーなのです。

まとめ

OCDを持つ人の親，兄弟姉妹，子どもとして，あなたは大切な人がOCDと闘うときのパートナーです。本人と一緒にやっていくことで，あなたがたはOCDを打ち倒すことができます。この章で取り上げた問題項目をひとつひとつ検討してください。そして回復プロセスを歩むあなたの大切な人の支えとなるために，取り決めを用いる際は，次のガイドラインを心に留めておいてください。

- ・サポートはとても大切です。大切な人の不安に耳を傾けて，新しい方法で応えてください。
- ・あなたがこれまで利用してきた再保証はしないようにしてください。
- ・大切な人には，批判的にならないように，そして要求は控えめにして対応しましょう。
- ・大切な人は神経心理学的な異常を持っているのであって，その人の存在がOCDそのものではないことを理解していることを伝えてください。
- ・あなたと大切な人が一緒に困難に立ち向かい，ストレスに満ちた時間を通り抜けていくことを受け入れましょう。
- ・大切な人と一緒に設定した制限に対して，確固たる態度で一貫して取り組んでください。必要に応じて第三者に仲介してもらいましょう。
- ・家族の日常生活，責任，家族メンバーそれぞれの役割を統一していくように努めましょう。

- 各家族メンバーがより対等な責任を担うこと，またはそれぞれの年齢に応じた責任を担えるような方向に導きましょう。
- 家族メンバー全員で，直接的に，共感的に関わってください。
- 家族におけるあなたの役割を明確にしてください。──親，兄弟姉妹，息子，娘としての役割です。
- よいお手本になれるように，あなたの役割を明確にしてください。
- 大切な人にはOCDを乗り越える力があるのだというあなたの信念を示してください。
- 大切な人が回復に向かう旅路に添いながら，現実的で妥当な期待を寄せてください。

第9章

あなた，あなたのパートナー，そして OCD：3番目の邪魔者について

　大切な人が OCD であると気づいていながら，長い間お互いに信頼し合う関係を続ける人たちがいます。その一方，結婚するまで，または将来を誓い合うまで，OCD が発覚しない人たちもいます。OCD 症状がどのように明らかになるかは，カップルの関係だけでなく，カップルの OCD 症状への反応，また，取り決めをする過程にも影響を及ぼします。この章では，「パートナー」とは長年付き合っている大切な人を指します。「マリッジ（結婚）」とは長年お互いに尽くし合ってきた関係を表します。

「健やかなるときも病めるときも……」に OCD が含まれるとき

　大切な人が OCD だということを結婚前に知ったパートナーは，そのことを承知のうえでどんなに多くの試練や苦難があっても相手を支えると約束します。けれども彼らはどのような試練が実際に待ち受けているのか，よく理解しているとは限りません。結婚や誰かと毎日を一緒に暮らすという環境は，OCD や OCD によって引き起こされる大混乱に対してまったく新しい視点を与えることになります。

　結婚してから OCD に対するあなたの受け止め方が，少し，または劇

的に変わったかには関係なく，あなたはまさに今，パートナーをサポートして動機づける主要な存在として相手に役立つときなのです。相手をサポートすること，そしてあなた自身やあなたがたの関係性に健全な変化をもたらすことへのご褒美は，取り決めのプロセスを進めていく中で明らかになっていくでしょう。以下の「認識を変える」リストに答えると，OCD に対するあなたの認識がどのように変わっていったのかを検討するのに役立ちます。

認識を変える

OCD に対するあなたの認識と，その認識があなたのパートナーに及ぼす影響は，結婚してからどのように変わりましたか？

_____
_____
_____
_____
_____

OCD があなたがたの関係性に及ぼす影響に対する認識は，結婚してからどのように変わりましたか？

_____
_____
_____
_____
_____

OCD に対するあなたの認識の変化について，あなたはどう思いますか？

_____

_____

_____

_____

_____

認識が変化することに，あなたはどのように対処してきましたか？

_____

_____

_____

_____

「驚くかもしれないけど……実は私 OCD なんだ」

　お互いの関係において OCD の存在が明らかになると，ショックを受けて困惑するパートナーもいます。彼らは OCD の発覚自体に，またパートナーの葛藤をすぐに認識できなかったと考えることでショックを受けるかもしれません。OCD についてほとんど，または全く知らない場合には，パートナーが感じる恐怖を理解するための基盤になるものがありません。一見したところ奇妙な強迫観念にどのように対応すればいいのか彼らは戸惑いを覚えるかもしれません。間違いなく，彼らの反応が OCD に餌を与える複雑な経緯に気づいていないのです。

　パートナーが OCD についてすぐに明かさなかったことで，だまされた，裏切られたと感じる人もいます。OCD が，説明しようのない苛立ちをお互いの関係の中で以前から引き起こしていた場合には特にそうなるでしょう。この OCD の発覚を不意打ちだと感じるかもしれませんし，お互いの関係に与える OCD の影響に対して怒りを覚えるかもしれ

ません。「結婚したときに，このことを承知してサインしたわけじゃない！」という心からの発言は，状況をさらに悪化させていくでしょう。

　結婚前には OCD の症状が時々，それも少しだけ見られたり，もしくは症状が見られなくても，結婚後に悪化する場合があります。結婚前の症状は穏やかで対処できる程度で，日常生活には支障をきたしません。彼らは，簡単な保証を求め，自分たちが感じている恐れや心配を軽くあしらうことで対処できていたのかもしれません。これらの症状は，些細な心配や変わった癖として見られ，親しみやすく，可愛らしいものかもしれません。ある人にとっては，結婚生活における多くの変化に順応することで生じるストレス（それがよいストレスであっても）が，結果的に OCD 症状と上手に付き合っていくことを妨げる場合があります。そして OCD の診断基準をすべて満たすまでに，苦痛や症状は重くなっていきます。このことが認識されないまま，また治療を受けないままでいればいるほど，個人や関係性に対する負担や影響もさらに大きくなります。この場合には，OCD がパートナー双方を驚かせることになります。

　OCD について早めに明らかにする（または気づく）ことが，結婚を決める際に影響を与えることはありません。けれどもその秘密が守られているときには，パートナーはこの状況に対処するための気持ちの準備が大抵できていないままです。最も理解しがたいことは，なぜ相手が彼／彼女の人生におけるこの重大な事柄について明かさなかったのかということです。「なぜ，私が人生を捧げたこの人は，OCD についてすぐに明かせるくらいに私たちの関係を十分信頼しなかったのか？」というような疑問が湧き起こるかもしれません。それに続いて生じる不信や怒りの問題は，彼らの生活や関係から OCD を追い出すために，２人で協同して取り組む力を低下させてしまうことがあります。

　もしあなたが大切な人の OCD が発覚したことに驚いたのであれば，次の「OCD に驚かされる」リストの問いに答えてみてください。

OCD に驚かされる

あなたのパートナーの OCD をどのようにして知りましたか？

_____

_____

_____

_____

_____

　あなたのパートナーの OCD を知ったとき，あなたはどのように感じましたか？

_____

_____

_____

_____

_____

　あなたのパートナーの OCD を知ったとき，あなたはどのように反応しましたか？

_____

_____

_____

_____

_____

　あなたが OCD を知ったことは，2 人の関係にどのように影響しましたか？

_____

＿＿＿＿＿＿＿＿＿＿＿＿＿＿＿＿＿＿＿＿＿＿＿＿

＿＿＿＿＿＿＿＿＿＿＿＿＿＿＿＿＿＿＿＿＿＿＿＿

＿＿＿＿＿＿＿＿＿＿＿＿＿＿＿＿＿＿＿＿＿＿＿＿

＿＿＿＿＿＿＿＿＿＿＿＿＿＿＿＿＿＿＿＿＿＿＿＿

OCDだと知ったことが「取り決め」のプロセスや「曝露反応妨害法
(ERP)」を通してパートナーを助けることに，どのように影響するで
しょうか？

＿＿＿＿＿＿＿＿＿＿＿＿＿＿＿＿＿＿＿＿＿＿＿＿

＿＿＿＿＿＿＿＿＿＿＿＿＿＿＿＿＿＿＿＿＿＿＿＿

＿＿＿＿＿＿＿＿＿＿＿＿＿＿＿＿＿＿＿＿＿＿＿＿

＿＿＿＿＿＿＿＿＿＿＿＿＿＿＿＿＿＿＿＿＿＿＿＿

あなたとパートナー，そして2人の関係がOCDから立ち直るため
に，この障害をどのように乗り越えることができるでしょうか？

＿＿＿＿＿＿＿＿＿＿＿＿＿＿＿＿＿＿＿＿＿＿＿＿

＿＿＿＿＿＿＿＿＿＿＿＿＿＿＿＿＿＿＿＿＿＿＿＿

＿＿＿＿＿＿＿＿＿＿＿＿＿＿＿＿＿＿＿＿＿＿＿＿

＿＿＿＿＿＿＿＿＿＿＿＿＿＿＿＿＿＿＿＿＿＿＿＿

❖あなたのパートナーのジレンマ：話すべきか，話さないでおくべ
きか？

OCDを持つ人がOCDの症状について明かすことができないと感じ
るのには，いくつかの理由があります。OCDを持つ人の多くは，彼ら
の症状や行動に強い羞恥心や決まりの悪さを感じています。時に，彼ら
の最大の恐れとは，誰かにそれを見つけられてしまうことなのです。多

くの人が自分の能力以下に見られることを恐れます。症状や感情面での辛さをもし見せてしまえば，お互いの関係の中で対等な立場として見られないのではと恐れる人たちもいます。大切な人から批判されることや大切な人に取り残されることを恐れ，「もし本当の自分を明かしてしまったら？」と思うかもしれません。そのため彼らは，大切な人やその他の人たちから，なんとかして自分の症状や葛藤を隠そうとします。彼らの最大の恐れは，自分自身が感じているように，大切な人から気が狂っていると思われることなのです。このことは特に診断を受けていない人々に当てはまります。彼らが経験している恐れと，周りの反応に混乱し怯えているのです。

　OCD が自分たちの生活の関係に与える影響を最小限に抑える人もいます。彼らは，区別するという驚異的な能力を発達させるかもしれません。この適応法によって，OCD をそのまま，彼らの残りの生活から切り離すことができます。残念ながら，この適応法は OCD を持つ人にとっては諸刃の剣になってしまいます。一方では，OCD が与える影響を最小限に抑えれば，OCD の悪影響を無視できるようになり，その結果，彼らは強い不安と苛立ちを経験せずにすむことができます。このようにして OCD を育てていくのです。その一方，この方法を用いて彼ら自身を守ることによって，回復が始まる前に認識される必要がある OCD の影響を，彼らは無視できるようになります。この交換の関係は，強い不安や苛立ちを追い払うために儀式を行うのと似ています。短期的には OCD の影響を最小限に抑えることで不快な感情を追いやることができます。けれども長期的には何の解決にもなりません。実際のところ，OCD を悪化させていくことになるのです。実際問題と根本にある原因は増大し続け，それに関わるすべての人の生活も悪化していきます。

　強い恐怖心や羞恥心のために，最初から症状を明かすことはしないかもしれませんが，OCD を秘密にしておくことは彼らの恐怖心や羞恥心

をかえって強めるだけです。そして「話すべきか，話さないでおくべきか」というジレンマが生じるのです。OCD を長い間隠しておくほど大切な人をだましていたと彼らは感じます。痛みを明かすことへの恐れと，それを隠したままにしておくことへの恐れとの間で，彼らは囚われているように感じるでしょう。このような秘密は，あなたがたの情緒的なつながり，身体的なつながりに影響を及ぼすような隔たりを生じさせるかもしれません。このジレンマからの負担は，2 人が親密になるのを妨げたり，時間が経つにつれて，関係が育つのを妨げたりするようになります。もしパートナーが OCD を秘密にしたままであれば，以下の「OCD を明かすことへの躊躇を理解する」リストを用いてこの問題を探ってみましょう。あなたは，その答えについてパートナーと話し合いたくなるかもしれません。

OCD を明かすことへの躊躇を理解する

なぜパートナーは OCD のことをすぐに明かさなかったのだと思いますか？

_____

_____

_____

_____

_____

このことについてパートナーと話し合ってみましょう。パートナーが OCD のことをすぐに明かさなかったのはなぜでしょうか？

_____

_____

_____

この発覚に対するあなたの反応に対して，パートナーが抱いた懸念や心配は正しかったでしょうか？

_____

_____

_____

_____

_____

献身的な関係に及ぼす OCD の影響

OCD はあなたがたの関係に計り知れない影響をもたらすことがあります。OCD は，あなたがたの感情的なつながり，身体的なつながり，そして関係における役割に支障をもたらします。OCD は，経済的，または社会的にも，あなたがたの関係に影響します。

❖情緒的なつながり

情緒的なつながりとは，他の人に対して感じるような感情的なつながりを指しています。つながっている感覚によって，お互いの関係の中で信頼感を抱き，安全だと感じることができます。情緒的なつながりは，別の場所では見せないかもしれない私たち自身のいろいろな面，信念，夢を共有したり，見せあうことを可能にしてくれるのです。それは，大切な人が助けを必要としているときに手を差し伸べることも可能にしてくれます。情緒的なつながりによって私たちは，大切な人に尊敬され，自分の本当の姿を受け入れてくれることを信じられる限り，人間の脆弱性や葛藤を明らかにするリスクを冒すことができます。

情緒的なつながりは時間をかけて育まれていきます。信頼と安全の感覚は，恐れや葛藤をパートナーと分かち合うたびに，またお互いに力を貸すか助けを受けるたびに，そして共に葛藤を乗り越えていく勝利を讃えるたびに育っていくのです。

カップルの情緒的なつながりには，日々様々なチャレンジと脅威が存在します。これらには，時間的な制約のために，お互いの時間が限られるといったストレスフルな状況や，日々果たすべき責任などの外的な脅威も含まれます。自己防衛，精神的な疲労，身体的な疲労，そして未解決の感情や葛藤などの内的な脅威もまた，情緒的なつながりの妨げとなります。以下の「情緒的なつながりへの影響」リストを使って，どのように OCD があなたとパートナーとの情緒的なつながりに影響してきたかを振り返ってみましょう。

情緒的なつながりへの影響

あなたがたの関係において，外的なチャレンジや脅威とは何でしょうか？

_____

_____

_____

_____

_____

あなたがたの関係において，内的なチャレンジや脅威とは何でしょうか？

_____

_____

_____

第9章　あなた，あなたのパートナー，そして OCD：3番目の邪魔者について　205

_____

_____

　どのようにすれば，あなたがたの関係にある情緒的なつながりに対する外的なチャレンジや脅威を減らすことができるでしょうか？

_____

_____

_____

_____

_____

　どのようにすれば，あなたがたの関係にある情緒的なつながりに対する内的なチャレンジや脅威を減らすことができるでしょうか？

_____

_____

_____

_____

_____

　情緒的なつながりに対する脅威は，関係の重要な側面を育むために必要な情緒的，身体的エネルギーの蓄えを使い果たしてしまうことがあります。OCD の影響を受けているカップルには，情緒的なつながりを保つうえで，よりいっそう重大な脅威と困難があるものです。OCD の存在を認めただけでは，日々のストレスや責任が減ることにはならないのです。

　あなたがたは恐らく，自分たちの関係における OCD の存在があなたがた各々にいかに無数の感情をもたらしているか，十分気づいているかもしれません。これらの感情は激しさと混乱の両方を伴い，とても敏感

な領域に集中する傾向があります。このような状況では，パートナーは特定の感情や考えに過剰に反応したり，または隠さなければならないように感じるかもしれません。このことは，さらに振りかかるストレスや苦痛から個人や関係を守るというような，一見善意に見えることから生じているときもあります。隠しすぎることはまた，自己防衛のひとつとして起こります。そうすることで情緒的なリスク，脆弱性，自己の尊厳に対する脅威を最小限に抑えるのに役立つのです。パートナーの意志に関係なく，隠しすぎることは，複数のコミュニケーションルートやサポート，潜在的なつながりを遮断します。こうした関係は多くの側面において苦痛をもたらします。

　OCD を持つパートナーにとって，恥や困惑の感情は，恐怖の程度を示したり，追加サポートの必要性を十分明らかにすることへの妨げとなります。尊厳，自立，対等な関係への脅威に気づかされると，パートナーは感情を抑えて，十分なサポートを受けるための経路を控えるようになり，その後ふさいでしまうでしょう。隠しすぎることはまた，OCD を持つ人が，OCD によるさらなる影響から自分のパートナーを守ろうとする際に生じます。OCD を持つパートナーはこのように言い訳をするかもしれません。「OCD に対処するために，私のパートナーはすでに十分にやってくれた。私の一日がいかにひどいものか不満を言うことで，この状況を悪化させたくない」。こうすることで，辛い現実を明らかにすることをせず，隠すことが魅力的な代用方法となってしまうのです。

　同じように，OCD を持つ人のパートナーも，さらなるストレス資源から相手を守ろうとしばしば努めて，隠しすぎたりためらったりするかもしれません。その理由としては，「パートナーの一日がひどいものなのはわかる。自分の仕事上のストレスとなる出来事を相手と共有することで，相手にさらに重荷をかけることは嫌だ」からなのです。OCD が起こす状況から生じる怒りや欲求不満など，自分自身の感情からパー

トナーを守ろうとする人もいます。その理由として次のように言います。「OCD に対する自分の欲求不満を表すのは，パートナーのストレスを高め，OCD の症状を悪化させるだけだ。私としては，物事がうまく進んでいるかのように振る舞ったほうが簡単だ」。このような「隠しすぎ」というプロセスが，カップルの互いの成長をどれほど妨げているのか見分けるのは簡単です。次の「情緒的なつながりに対する『隠しすぎ』の影響」リストに記入して，隠しすぎがあなたとパートナーとの情緒的なつながりに対してどれほど影響を及ぼしているのか見てみましょう。

情緒的なつながりに対する「隠しすぎ」の影響

◆あなたのパートナーによる「隠しすぎ」

　どのような方法で，あなたのパートナーは「隠しすぎ」てしまうのでしょうか？　それはなぜでしょうか？

　　あなたのパートナーの「隠しすぎ」が，あなたがたの関係における情緒的なつながりに影響している面はどのようなところでしょうか？

どのようにすれば，あなたのパートナーが「隠しすぎ」を減らせるように励まし，あなたがたの関係における情緒的なつながりを強めることができるのでしょうか？

_____

_____

_____

_____

_____

◆あなたの「隠しすぎ」

どのような方法で，あなたは「隠しすぎ」をしていますか？　それはなぜですか？

_____

_____

_____

_____

_____

あなたの「隠しすぎ」が，あなたがたの関係における情緒的なつながりに影響している面はどのようなところでしょうか？

_____

_____

_____

_____

_____

どのようにすれば，あなたが「隠しすぎ」を減らし，あなたがたの関係における情緒的なつながりを強めることができるのでしょうか？

_____

_____

_____

_____

_____

❖身体的なつながり

　身体的なつながりは，お互いの関係性に OCD の被害が及ぶもうひと
つの領域です。OCD は，カップルの身体的なつながりに対して色々と
有害な影響をもたらします。唾液や身体からの分泌物に関する強迫観念
や恐れを持っている人々には，身体的な近しさやつながりが障壁となる
ことは明らかです。パートナーを傷つけてしまうかもしれないという強
迫観念を持つ人々には，身体的，情緒的なつながりによって得られる利
益が，考えているリスクの内容に覆い隠されてしまうかもしれません。
身体的に近づくとき，またはその想像が引き金となり，宗教的な強迫観
念に慢性的に捉えられているかもしれません。カップルの関係への有害
な影響は，身体的な親しさを避けることが，強迫観念による恐れに対処
する主要な儀式となっている場合，最も顕著に現れます。

　日々の OCD の負担により，パートナーは互いに身体的な親しさに妥
協することになるかもしれません。日々 OCD と共に生活して対処して
いくことには，疲労感が伴うでしょう。日々のよくあるストレス要因に
目を向け，その影響について考えてみましょう。私たちが日々使えるエ
ネルギーには限りがあります。心や身体のエネルギーが枯渇すると，結
果として身体的，精神的，そして情緒的な疲労が起こります。どのよう
な形でも疲労は，身体的なつながりへの興味を低下させる結果につなが
ります。

　OCD の場面における否定的でストレスフルな影響も積み重なると，
その関係の中の身体的なつながりを狭めてしまうことになります。

OCDの場面によって引き起こされる苦々しい感情や怒りは，パートナーの身体的な近しさやつながりを望む気持ちを簡単に揺るがしてしまいます。困難なOCDの場面に伴って起こるこれらの感情をただ消してしまうよう自分自身やパートナーに期待するのは理にかなったことではありませんし，それを目標にすべきではありません。お互いがこれらの感情を認識し，はっきりさせることが重要です。そうすることで感情が解決され，関係を侵害する事柄から身を守ることができます。取り決めのプロセスは，あなたがチームとしてOCDに対抗するために取り組み始めると共に，きっとこれらの感情を減らす助けとなるでしょう。以下の「OCDによる身体的なつながりへの影響」リストを完成させ，OCDが身体的なつながりにどのような影響をもたらしているかを把握しましょう。

OCDによる身体的なつながりへの影響

　あなたのパートナーの強迫観念または強迫行為により，あなたの身体的な近しさと親しさに障害が起きているとすれば，それは何でしょうか？

_____

_____

_____

_____

_____

　強迫観念や強迫行為が，あなたがたの関係における身体的な近しさやつながりに影響するとき，あなたはどのように対処しますか？

_____

_____

第 9 章　あなた，あなたのパートナー，そして OCD：3 番目の邪魔者について　211

_____

_____

_____

　強迫観念や強迫行為が，あなたがたの関係における身体的な近しさや
つながりに影響するとき，あなたのパートナーはどのように対処するで
しょうか？

_____

_____

_____

_____

_____

　OCD に対して処方される多くの薬には，性的関心を抑制する副作用
があります。性欲が減ったり，性的な興奮が減り，オーガズムに達する
力が少なくなると報告する人々もいます。あなたがたの関係における性
的側面の変化に対して，自己流にアレンジしないこと，責任を追及しな
いことが大切です。これらの課題は 2 人でオープンに話し合うべきで
す。例えばパートナーを医師の診察に連れていくことは，2 人がこれら
の課題を理解するのに役立つかもしれません。以下の「性的な側面への
副作用がもたらす影響」リストにおいて，あなたがたの関係性において
性的な側面がどう影響しているか検討してみましょう。

性的な側面への副作用がもたらす影響

　OCD に対する投薬の結果として，あなたのパートナーに性的な面へ
の影響がもしあるとするならば，どのようなものでしょうか？

_____

_____

_____

_____

_____

　性欲減退という副作用は，あなたがたの関係における身体的な近しさ
やつながりにどのように影響していますか？

_____

_____

_____

_____

_____

　あなたがたの関係における身体的な近しさやつながりに影響する副作
用の影響について，あなたがたはどのように話しあいましたか？

_____

_____

_____

_____

_____

❖経済的な影響
　お金で幸せは買えません。けれどもお金によって，OCD に対する適
切な治療を求めることで生じる余分なストレスや経済的負担を和らげる
ことは可能です。保険給付金は，セラピストと一緒に行う認知行動療法
（CBT）のセッションや薬に関する相談，精神科医との面談による経
済的影響を少なくするのに役立つでしょう。ただし，中等度や重度の
OCD に最適な治療を行うのに十分な給付金や援助を提供できる保険会

社はほとんどありません。常に自己負担金が生じてしまいます。

　別の要因も経済的なストレスとなります。OCD を持つパートナー
は，医療機関への予約や OCD の症状があるために，勤務時間のうち数
時間，または数日を無駄にする場合もあります。処方せん代，保険控除
分，1 年間に受けられるセッション回数分，そして適切な OCD 治療の
継続分がさらに治療の追加料金としてかかります。次の「OCD による
経済的な影響」リストに回答して，OCD があなたの経済状況にどれほ
ど影響を与えてきたのか見てみましょう。

OCD による経済的な影響

　OCD による経済的な影響のために，あなたがたにどのような制限や
困難が生じましたか？

_____

_____

_____

_____

_____

　OCD による経済的な影響から生じた否定的な感情や怒りに，どのよ
うに対処しましたか？

_____

_____

_____

_____

_____

❖ OCD が身代わりになる

　お互いの関係性が OCD の影響を受けるとき，OCD は簡単に夫婦間の他の葛藤の身代わりになります。カップルは，夫婦間におけるストレスや葛藤のすべてを，誤って OCD のせいにします。そして非現実的な期待を抱くようになります。この複雑な状況から OCD を取り除くことさえできれば，幸せな結婚生活を送れるようになると期待するのです。そのような考え方は，OCD にとても強い力を与えてしまいます。またその考え方は，さらなる葛藤のもとになるものをつきとめ，それを解決するために，2 人がより詳細にお互いの関係性を検討することの妨げとなります。

　あなたとパートナーは，ストレス要因になる可能性がある夫婦間の問題を探っていくことが大切です。夫婦間の葛藤やストレス要因の可能性についての，以下の項目に関して少し時間をかけて振り返ってみてください。そしてそれらが自分たちの関係にどのように影響を及ぼしているのか考えてみましょう。該当する項目にチェックを入れてください。

　　□ コミュニケーションスタイルの違い
　　□ 問題解決や葛藤の解決に向けた取り組み方の違い
　　□ 身体的なつながりの側面
　　□ 感情的なつながりの側面
　　□ 以下の項目に関する親の方針
　　　　□ 子どもを作るかどうか，その時期は？　子どもは何人？
　　　　□ 子どものしつけ
　　　　□ 子どもの教育
　　　　□ 子どもに特権を与えること
　　□ 以下の項目のような経済的決定
　　　　□ 貯金について
　　　　□ お金の使い方について

□借金の返済について

□投資について

□住まいや住所に関する決定

□うつなど，パートナーのどちらかに見られるその他の精神健康上の問題

□薬物乱用がパートナーのどちらかに見られること

□病状や医学的関心が及ぼす影響

□親戚（義理の親戚など）が関わる問題

□職業上の決定

□親戚間の対立や要求

OCD にとって，夫婦間の他のストレス要因の気晴らしとしての役割，または身代わりとしての役割を果たすのは，確かに簡単なことです。あなたがたの全体的な目標とは，2人の関係性に影響を及ぼしている可能性がある，同じように重要なストレスの原因にも気を配り，OCD に対処すること，また2人の関係性に対して OCD が与えている影響に対処することです。

❖結婚生活上の役割における障害

多くの結婚生活において，OCD は家事の分担に影響を及ぼす可能性があります。OCD を持つパートナーは，家事の責任を果たすのがしばしば困難になるかもしれません。なぜならこれらの責任が強迫観念や強迫行動の引き金となるからです。例えば，OCD のために，細菌や汚染を恐れるパートナーにとっては，ごみバケツを持って指定の場所に出しに行くことやお風呂掃除，洗濯機の掃除はとても困難なことでしょう。他人を偶然に汚染するのではないか，毒を入れてしまうのではないかという恐れを抱くパートナーは，家族のために一日3回の食事を準備するのは大変な負担だと思うかもしれません。間違いを起こすことを恐れる

人は，支払いをするのに，小切手帳の差引勘定や，小切手帳への記入に時間がかかってしまうでしょう。さらに考えてみてください。パートナーが，出掛ける前に長時間かけてすべてのコンセントを確認していたらどうでしょう。これらの OCD に関わる恐怖や儀式は，雑用をしたり，食品の買い物で外出したり，習い事などの活動のために子どもの送り迎えの運転をするのに，どれだけ妨げとなっているでしょう？

　責任の重荷はしばしば一方のパートナーに降りかかります。これらの重荷から生じるストレスに耐えることがいつまで続くのか見当がつかないまま，パートナーは困惑し，疲れ果て，希望を失い，徐々に怒りっぽくなることさえあるでしょう。そのうち，以前できていた家事ができなくなっていると毎日のように思い起こさせられるので，OCD を持つパートナーは自分を弱い人間と感じ，恥に思い，（相手のパートナーとして）自分は不十分で役に立たない，と感じるようになるでしょう。

　OCD はどのようにあなたの役割に影響をもたらしていますか？

_____

_____

_____

_____

_____

　あなたとパートナーが OCD との戦いに一緒に取り組むからには，以前の家事分担を取り戻せるように，取り決めのプロセスを応用するとよいでしょう。2 人で問題の領域を特定し，曝露反応妨害法（ERP）に役立つような短期目標を設定し，巻き込まれ行動を減らしていきます。そうして平静を取り戻し，お互いの関係の中で生じるストレスを減らすような長期目標を目指していけるようになります。

❖社会的関係と社会活動への妨害

OCDは，社会生活を維持したり，家庭外での活動に参加するのに支障をきたします。OCDを持つ人の中には，人前でOCDの儀式に夢中になってしまったらどうしよう，自分の機能障害がそこで公になってしまったらどうしようと恐れる人もいます。また彼らは他人に変に思われること，そしてその後の恥ずかしさや屈辱を味わうことを恐れます。多くの場合，そのような状況か活動を単に避けるほうが容易だと思うかもしれません。他の社会的交流や活動は避けられるでしょう。なぜならそれは，OCDの引き金に向き合うことを要求するからです。細菌や汚染を恐れるOCDを持つ人は，レストランやアミューズメントパーク（遊園地）にある公衆トイレを使うのが本当に難しいと思うかもしれません。不意に子どもを傷つけてしまうのではないかと恐れるOCDを持つ人は，子どもの誕生日パーティーや野球の試合に参加するのをあまりに苦痛だと思うかもしれません。

OCDはパートナー双方の社会的交流や活動に悪影響を及ぼします。OCDを持たないパートナーは，OCDを持つパートナーに向けられるかもしれない痛々しく見当違いな判断を恐れるかもしれません。大切な人が社会参加しないために，あなた一人で参加していると，様々な機会を楽しむあなた自身の能力が妨げられるばかりか，望んでもいないOCDの存在をよりいっそう痛々しく思い起こすことになってしまうかもしれません。結果的に，2人は一人ぼっちの感覚とお互いに孤立感が高まってくる脅威を味わうことになります。

大切な人を一人にしておくことに罪悪感や悲しみを抱くために，あなたは社会活動への参加を避けるほうを選ぶかもしれません。社交場の誘いや機会を断ることに対して言い訳することを身につけているカップルもいます。その結果，友人や家族メンバーのような，大切な機会を設けてくれた人たちからも孤立し，引きこもってしまっている自分に気づくかもしれません。

チェリーは自分の OCD について多くの友人と情報交換を行いました。彼らはチェリーの回復のために貴重な支援を行いました。彼女がどれだけ OCD と戦ってきたか，彼らは現在彼女と一緒に讃えあっています。最近ある友人がこう言いました。「ずいぶんよくなったと思う。初めて会ったときのあなたは，人からハグされて固まっていたんですよ。今，あなたはとてもリラックスしているし，そのうちあなたが誰かをハグする姿を見るでしょう」。誰もがハグする文化においては，ハグすることはチェリーの回復の重要な確認事項だったのです。OCD の恐怖にとらわれてしまい，他人との身体的接触に影響を及ぼしていたことに，友人の話を聞くまでチェリー自身は気づきませんでした。

OCD はどのようにあなたの社会的な関係や活動の障害となっていますか？

_____

_____

_____

_____

_____

あなたのパートナーの OCD について，情報を共有することはさらなる支援を与えることにつながりますか？（あなたのパートナーの承諾を得ることなく，情報共有をすべきではありません）

_____

_____

_____

_____

_____

❖将来に対する恐れ

OCD は慢性疾患になりやすく，その症状は生涯にわたり一進一退を繰り返します。OCD 症状の悪化は，単一の特定可能なストレッサーや，生活していくうえで最も強力なストレッサーに応じて生じることもあれば，一見したところ突然に生じることもあります。こうして生じるOCD 症状の浮き沈みによって，夫婦は一緒に過ごす将来について心配を投げかけることになります。OCD は時間をかけて私たちの関係にどう影響するのだろう？　私たちは OCD の課題に取り組みながら自分たちの関係性をどう守ればいいのだろう？　OCD が将来及ぼす可能性のある影響を恐れて，私たちが追い求めてはいけない機会はあるのだろうか？

多くのカップルが，子どもを持つかどうか，親として責任を負うかどうかを決断する場面に直面します。彼らは，妊娠，出産，初めて親になることに対するストレスの影響を恐れるかもしれません。多くのカップルはまた，自分の子どもに OCD が発症する可能性について心配します。カップルのいずれか，または両方が，彼らが望んでいるような親になれる能力を OCD が妨げるのではないかと恐れます。彼らは，もしOCD を持つパートナーが OCD 症状を再び呈した際は，OCD を持たないパートナーはどのようにして子育てについて責任を負うのかを考えるかもしれません。情緒的，精神的に有能な両親になれるような力があるのか疑問に思うパートナーもいるでしょう。後年，子どもたちがストレスが多い，数えきれないくらいの OCD の瞬間を目にすることによって学ぶこと，経験することについて，親は恐れを抱くかもしれません。

あなたがたの将来に対して，OCD に関するどのようなタイプの恐れを抱いていますか？

_____

_____

_____

_____

_____

❖ストレスが負荷になっている関係

　結婚において OCD による影響が蓄積されると，ストレスや葛藤の負荷が生じます。そのままにしておけば，OCD 場面の困難は，カップルの感情的・身体的なつながりに対して脅威を与え，金銭的なストレスと関連し，社会的な人間関係と活動に支障をきたして将来への不安を呼び起こすため，人間関係の非常に中核的な部分を揺るがせます。ストレッサーについてお互い自由に話し合うことに失敗すると，回避を生じさせ，わざと，もしくは気づかないうちに問題の根本を大きくし，人間関係を破壊的で痛みを伴うものにする大きな機会さえも作ってしまいます。

回復のためにパートナーと取り決めをする

　共に OCD と戦うための努力は，あなたがたの暮らしや結婚生活，あなたがたの将来を立ち直らせるための力強い原動力となります。OCD の困難を通してお互いに話し合い支え合う方法を学ぶと，カップルとしてどれだけ強くなれるか考えてみてください。あなたは覚えていると思いますが，信頼や親しさなどの情緒的つながりは，お互いに恐怖や混乱を共有したり，助け合ったり，共に問題を乗り越えられたことを讃え合うことで成長していきます。OCD の困難を，結婚生活を脅かすものではなくて，それをレジリエンスや信頼，そして情緒的なつながりを強化するものとして受け止めるようになります。このように取り決めのプロセスによって，あなたとパートナーは，OCD に対する見方や，OCD が結婚生活に与える影響に対する見方を変えていくことになるでしょう。

パートナーとの取り決めを実行に移す

　デノンの強迫観念は，ドアの鍵をかけ忘れたり，またはコンピューター，ライト，ストーブや他の電子器具のスイッチを切らなかったりして，彼または彼の妻に危害が及んだ場合，彼の責任になるかもしれないという恐れを事由に生じていました。彼はドアが閉まっているか確認しなくてはならなかったため，かなり頻繁に仕事に遅れました。デノンの妻のアリシャはそれに巻き込まれ，彼が外出した後で，彼女がすべて確認してから出かけられるように，自分の仕事の時間を調整しました。彼らが一緒に外出するときは，彼女は彼が確認するのを手伝いました。そしてすべてうまく確認できたと再保証しました。彼女は家から出た後もドアが確実に閉められていると度々再保証しました。デノンが治療を始め，OCD について 2 人がさらに学ぶと，デノンが回復するためにたくさんのことができるとアリシャは気づきました。彼らは取り決めのプロセスを使って結婚生活から OCD を追い出すことを 2 人で決心しました。

❖問題のある領域を同定する

　思い出してください，取り決めの最初のステップは，OCD や巻き込まれのせいでより困難になっている日々の状況を同定することです。これは取り決めする問題の領域を設定するのに役に立ちます。問題の領域は，第 7 章で紹介したセルフモニタリングの日記とリストを完成させることで発見することができます。

巻き込まれ行動を評価する

　アリシャがセルフモニタリングの練習を終えると，デノンの OCD に巻き込まれる際の彼女の役割について，彼女が学んだことを話し合いました。彼らは，彼女のデノンの確認儀式への参加や，またすべての部屋

がきちんと確認されていることへの彼女のいつもの再保証は，彼女の主要な巻き込まれの行動であることを認めました。

デノンとアリシャは，繰り返されるやっかいな状況と，変化しなくてはいけない領域をより簡単に見つけることができました。彼らは巻き込まれ行動の日記を復習し，困難な状況について議論し，取り決めのプロセスを使って対応すべき最初の問題となる領域について，認め合いました。彼らは短時間で一緒に家を出るというやっかいな問題について取り組むことを決めました。

❖長期目標を設定する

取り組むべき特定の問題の領域が同定されれば，それに関連した長期目標を設定する準備ができたということです。長期目標とは，デノンの確認儀式に参加せず，彼または2人が十分確認できたことへの再保証をデノンに与えるのは控えるということです。その代わりに，曝露に専念することでリスクを引き受けるよう励ますのです。

❖短期目標を設定する

次に，彼らは長期目標を数種類の小さなステップまたは短期目標に分けました。彼らは短期目標を達成するに従い，OCDに餌をやるのが徐々に少なくなっていると確信しました。アリシャの巻き込まれ日記をふりかえることで明らかになったのは，2人で外出するときに彼女が約半分の確認行為を行っていることでした（このような場合，アリシャは2階の5部屋を確認する責任を負い，デノンは下の階を確認していました）。さらに，彼女はデノンが家から外出した際に再保証を求められたときはそれに応えました。一緒にほんの少しの間外出するときでも保証の要求は9回にも10回にもなることがありました。

取り決めをご覧になればわかるように，毎週毎週，アリシャの短期目標は確認と再保証への関わりのより少ないものになっていきました。2

第9章　あなた，あなたのパートナー，そしてOCD：3番目の邪魔者について　223

人は，彼女が確認の儀式に参加するのを次の1週間でどのようにして減らせるか，また再保証を求められたときにデノンに対してどのように代わりの受け答えをするかについて合意しました。次にデノンは，短期目標の項目ごとに予想されるストレスを測定する手段として，各項目の不安レベルを記述しました。取り決めでの練習が適切かどうか確認するために，彼らは1日1回，一緒に短時間（約45分）外出することにしました。

❖ご褒美を決定する

　最後のステップとして，アリシャとデノンは長期目標と短期目標を達成した場合，何をご褒美にするか決めました。お互いの努力によって，辛い変化を受け止め，OCDから解放された生活を送るための道を開いたという認識が重要だということを覚えておいてください。アリシャとデノンは長期目標を達成したことへのご褒美として，お気に入りのレストランで，高価ではないけれどもお祝いのディナーをすることに決めました。短期目標を達成すれば特別に計画した週末のデートをご褒美としました。デートの希望リスト作成にはお互いが貢献し，週ごとにリストから交互に選びました。

アリシャとデノンの取り決め

今日の日付：__1月1日__　　　　　　目標の日付：__2月11日__

問題：デノンの不安を減らす努力と儀式に費やす時間を減らすために，二人が一緒に外出する際はアリシャがデノンのために上の階を確認する。彼女は外出後に繰り返される再保証にも応じる。

長期目標：アリシャは外出時の確認の儀式とその後の再保証を完全にやめる。デノンは個人的に彼のセラピストとERPの課題に取り組むことで取り決めを無事に完了する。

ご褒美：お気に入りのレストランでお祝いのディナー

短期目標1. アリシャとデノンは次の7日間で、少なくとも1日1回、最低でも45分は一緒に外出する。アリシャは確認を減らし、上の階の4部屋のみ確認する。再保証は3回までとし、その後は別の対応をする。

不安レベル：35　　　　　　　いつ／頻度：毎日最低1回

目標の日付：1月1〜7日　できるようになった日付：＿＿＿＿＿＿＿

〜を控える：アリシャが上の階すべての5部屋を確認し、デノンに3回以上再保証を求めること。

このように代わりに対応する：アリシャは上の階の4部屋のみを確認する。デノンが3回以上再保証を求めたときは、アリシャはこう答える。「私たちはもう十分確認したかもしれないし確認していないかもしれない。たいていのときは閉める場所を見逃したかもしれない。私たちはOCDにこれ以上餌をやらないと決めました。私たちは家が燃えおちてしまうという万が一の可能性も受け入れるし、実際にそうなったときには対処します」

ご褒美：アリシャとデノンは取り決め上のそれぞれの役割を果たせたら、毎晩お互いに褒めあってお祝いする。目標を毎日完全に達成したら、デノンは希望リストから週末のデートを選ぶ。

短期目標2. アリシャとデノンは次の7日間、少なくとも1日1回、最低でも45分は一緒に外出する。アリシャは上の階の3部屋のみ確認する。再保証を2回までとし次に他の対応をする。

不安レベル：45　　　　　　　いつ／頻度：最低1日に1回

目標の日付：1月8〜14日　できるようになった日付：＿＿＿＿＿＿＿

〜を控える：アリシャが上の階のすべての5部屋を確認し、デノンに2回以上再保証を求めること。

第9章　あなた，あなたのパートナー，そして OCD：3番目の邪魔者について　225

このように代わりに対応する：アリシャは3部屋のみ確認する。デノンが2回以上再保証を求めても，アリシャは「私たちはもう十分確認したかもしれないし確認していないかもしれない，大抵のときは閉める場所を見逃したかもしれない。私たちは OCD にこれ以上餌をやらないと決めました。私たちは家が燃えおちてしまうという万が一の可能性も受け入れるし，実際にそうなったときには対処します」と言う。

ご褒美：アリシャとデノンは取り決め上のそれぞれの役割を果たせたら，毎晩お互いに褒めあってお祝いする。目標を毎日完全に達成したら，アリシャは希望リストから週末のデートを選ぶ。

短期目標3. アリシャとデノンは次の7日間，少なくとも1日1回，最低でも45分は一緒に外出する。アリシャは上の階の2部屋のみ確認する。彼女は再保証を2回までに留め，再保証を1回までとし次に他の対応をする。

不安レベル：50　　　　　　　**いつ／頻度**：最低1日に1回

目標の日付：1月15〜21日　**できるようになった日付**：＿＿＿＿＿

〜を控える：アリシャが上の階すべての部屋を確認し，デノンに1回以上再保証を求めること。

このように代わりに対応する：アリシャは3部屋のみを確認する。デノンが2回以上再保証を求めても，アリシャは「私たちはもう十分確認したかもしれないし確認していないかもしれない，大抵のときは閉める場所を見逃したかもしれない。私たちは OCD にこれ以上餌をやらないと決めました。私たちは家が燃えおちてしまうという万が一の可能性も受け入れるし，実際にそうなったときには対処します」と言う。

ご褒美：アリシャとデノンは取り決め上のそれぞれの役割を果たせたら，毎晩お互いに褒めあってお祝いする。目標を毎日完全に達成したら，デノンは希望リストから週末のデートを選ぶ。

短期目標4. アリシャとデノンは次の7日間，少なくとも1日1回，最低でも45分は一緒に外出する。アリシャは上の階の1部屋のみ確認する。彼女は再保証を1回までとし次に他の対応をする。

不安レベル：60　　　　　　　　　いつ/頻度：最低1日に1回

目標の日付：1月22～28日　できるようになった日付：_____

～を控える：アリシャが上の階すべての部屋を確認し，デノンに1回以上再保証を求めること。

このように代わりに対応する：アリシャは1部屋のみ確認する。デノンが1回以上再保証を求めても，アリシャは「私たちはもう十分確認したかもしれないし確認していないかもしれない，大抵のときは閉める場所を見逃したかもしれない。私たちはOCDにこれ以上餌をやらないと決めました。私たちは家が燃えおちてしまうという万が一の可能性も受け入れるし，実際にそうなったときには対処します」と言う。

ご褒美：アリシャとデノンは取り決め上のそれぞれの役割を果たせたら，毎晩お互いに，褒めあってお祝いする。目標を毎日完全に達成したら，アリシャは希望リストから週末のデートを選ぶ。

短期目標5. アリシャとデノンは次の7日間，少なくとも1日1回，最低でも45分は一緒に外出する。アリシャは上の階の1部屋も確認しない。彼女は再保証を1回までに留め，再保証を1回までとし次に他の対応をする。

不安レベル：70　　　　　　　　　いつ/頻度：最低1日に1回

目標の日付：1月29日～2月4日　できるようになった日付：____

～を控える：アリシャが上の階すべての部屋を確認し，デノンに1回以上再保証を求めること。

このように代わりに対応する：アリシャは1部屋も確認しない。デノンが1回以上再保証を求めたとしたら，アリシャは「私たちはもう十分確認したかもしれないし確認していないかもしれない，大抵のとき

第9章　あなた，あなたのパートナー，そしてOCD：3番目の邪魔者について　227

は閉める場所を見逃したかもしれない。私たちはOCDにこれ以上餌をやらないと決めました。私たちは家が燃えおちてしまうという万が一の可能性も受け入れるし，実際にそうなったときには対処します」と言う。

ご褒美：アリシャとデノンは取り決め上のそれぞれの役割を果たせたら，毎晩お互いに，褒めあってお祝いする。目標を毎日完全に達成したら，デノンは希望リストから週末のデートを選ぶ。

短期目標6. アリシャとデノンは次の7日間，少なくとも1日1回，最低でも45分は一緒に外出する。アリシャは上の階の1部屋も確認しない。彼女はどのような再保証にも応じない。もしデノンが再保証を求めたら他の対応をする。

不安レベル：75　　　　　　　　いつ/頻度：最低1日に1回
目標の日付：2月5～11日　　できるようになった日付：＿＿＿＿
～を控える：アリシャは上の階すべての部屋を確認せず再保証も求めない。

このように代わりに対応する：アリシャは1部屋も確認しない。もしデノンが再保証を求めたとしたら，アリシャは「私たちはもう十分確認したかもしれないし確認していないかもしれない，大抵のときは閉める場所を見逃したかもしれない。私たちはOCDにこれ以上餌をやらないと決めました。私たちは家が燃えおちてしまうという万が一の可能性も受け入れるし，実際にそうなったときに対処します」と言う。

ご褒美：アリシャとデノンは取り決め上のそれぞれの役割を果たせたら，毎晩お互いに，褒めあってお祝いする。目標を毎日完全に達成したら，デノンとアリシャは希望リストから特別ディナーのデートを選ぶ。

署名：アリシャ＿＿＿＿＿＿＿　　署名：デノン＿＿＿＿＿＿＿

OCD の後遺症の中で生活を調整する

　あなたとあなたのパートナーが OCD から回復したら，お互いの役割や責任の変化に関して，さらなる困難を経験するかもしれません。あなたのパートナーにとって再びバランスを取り戻すことは，以前のパートナーとしてまたは家族としての責任を担うこと，また夫婦間における意思決定の役割に関して新たに取り決めすることを含みます。あなたも含めた他人に頼ることからの自立心を新たに築き，それを適用することも含まれるでしょう。

　援助的なパートナーにとって，再びバランスをとることは，以前負っていた責任を引き渡すことを意味するのかもしれず，恐怖感や不安感をもたらすものであるかもしれません。これは，あなたが巻き込まれや特別な配慮にひどく頼っていたのなら，特に当てはまることでしょう。短期間の安心を得る代わりに，パートナーが新たに培った力や独立心に気づくでしょうし，それが，あなた自身の有用さの感覚や，自尊心への脅威となる場合もあるでしょう。結局のところ OCD に対してパートナーを支える際のあなたの役割によって，パートナーとの間の役割について暗黙の了解が成立したのです。このような感情は，関係性を築く中では自然なことだと思うでしょうが，OCD からの回復の道を次々に脅かしていくことにもなります。これはあなたが感じたことを言わないと特に生じやすくなります。もし感情が解決されないままであったら，パートナーの回復を支えるあなたの能力を気づかないうちに傷つけてしまうでしょう。

　OCD の回復の旅路であなたがたは何度も何度もお互いの役割を作りなおし，定義しなおさなければなりません。あなたは，パートナーとの結びつきを強固にし，気分がすっきりして健全だと感じるようなやり方で，より親密な関係を築くための旅路にあるのです。

まとめ

　大切な人が OCD と戦っているときに，あなたがその人のパートナーであると捉えることは大切です。一緒に OCD と戦うことによって，レジリエンシーが高まり，信頼を大きくし，パートナーとの間の感情的なつながりを強固にします。OCD があなたがたの関係性において，感情的，身体的，金銭的，社会的側面でどのように影響を与えてきたか，2人で話し合ってください。2人の関係性におけるあなたの役割に対して，OCD が与えた影響は何でしょう。あなたがたが解決したい特定の問題を決めてください。そして，あなたがたの生活から OCD を追い出せるような変化を起こすべく，取り決めの過程を活用してください。

第10章

家族レジリエンスの強化

　レジリエンス（resilience）とは課題や逆境，ストレスなどに対抗していく能力のことです。レジリエンスを育てるためにできることはいくつかあり，レジリエンスが育つと，家族を苦しめているOCDや他の困難な問題に，立ち向かっていけるようになるでしょう。どんな人でも皆，課題や逆境と向かい合っているのです。この章を読んだら，疾病や問題へ取り組むために自分や家族がどのくらい準備をできているのか考えてみましょう。家族レジリエンスを育てるために必要な肯定的な変化を書きだしていってみましょう。たとえ，変化をもたらすには小さすぎる一歩であったとしても，圧倒されてはいけません。少しの肯定的な変化から始めてみましょう。変化を眺めることで，よりいっそうの変化を起こすきっかけとなるでしょう。

身体に気を配りましょう

　変化するということはどんなことでもストレスになるものです。家族に疾病があるということ，仕事のスケジュールを変えること，認知行動療法（CBT）に新しく挑戦すること，OCDへの反応の仕方を変えること，いずれもがストレスの元となる可能性があります。長期にストレスな状況に直面していると，身体に負担をかけることとなり，様々な身体

的な疾患（心疾患，高血圧，糖尿病，頭痛，潰瘍，慢性下痢，筋緊張など）に関係してきます。

　ストレスを解消し，レジリエンスを育てるために重要なことは，身体に気を配ることです。ストレスを解消する食生活，運動，適切な睡眠，という3つの主な領域でレジリエンスを育てることができます。はじめのうちは，食生活や運動の程度を変更したり，睡眠を多くとるようにしたりすることは，不安を軽減させるというよりはむしろ不安を生じさせているように思えるかもしれません。もし完全主義の人や，一晩で一気に変化をさせたい傾向がある人の場合は，残念ですが不安を増強させることになってしまいます。アドバイスとしては，一度に1つから2つ程度の変化に抑えることです。ストレスを解消する食生活はよくバランスのとれた食事です。よくバランスのとれた食事の例を以下に示します。

・たくさんの果物と野菜を食べましょう。
・精製炭水化物（例：白パン，パスタ，ポテトチップス，ケーキ，パイ，キャンディ）から複合炭水化物（例：粒粉パン，シリアル，玄米，野菜）に替えてみましょう。
・動物性の飽和脂肪を減らしましょう。脂質を用いるなら一価不飽和油（例：オリーブ油，キャノーラ油）のほうが望ましいです。
・沢山の魚，木の実，豆，大豆製品，豆類を食べましょう。
・カフェイン（コーヒー，お茶，炭酸水，場合によって市販の薬剤）を避けましょう。カフェインの刺激効果は，同時に身体へストレスとして作用します。カフェインは，落ち着きのなさや焦燥感，睡眠困難を引き起こします。また突然の中断は，頭痛や疲労，抑うつを引き起こすので，徐々に減量していったほうがよいです。
・ニコチンを避けましょう。喫煙は一見リラックスに役立つように思われますが，ニコチンは刺激薬なので，実はストレス負荷の要因となります。禁煙は短期的にはストレス要因のように思われま

すが，長期的にはストレス解消につながります。

　アリシャは夫であるデノンのOCDを心配するにつれ，増大していく
彼女自身の不安に気づきました。デノンはコンピューターやすべての照
明と電化製品を確認することなしには家を出られなかったため，アリ
シャの責任はどんどん増えていきました。すべての確認の責任を負うこ
とのほうがアリシャにとっては楽だったので，一緒に家を出る際は彼女
がドアの確認をすることにしていました。彼女は仕事のスケジュールも
変更し，デノンが指示したすべてのことを確認すると約束して，彼の後
で仕事に出かけるようにしました。
　デノンが曝露反応妨害法（ERP）を始め，家族内のきまりを決め直し
た際に，アリシャは彼女自身の生活も見直してみました。さらに，夫の
巻き込みへの援助行動を減らし，止めていく中で，アリシャは自分自
身の不安を軽減するためにできることも考えました。彼女は徐々にコー
ヒーの量を減らし，止めたところ，緊張が和らいだことに気づき驚きま
した。またストレス解消に役立ちバランスがよく取れた食事を，2人で
一緒に考えました。スポーツジムにも通い，運動プログラムを始めてみ
ました。ストレスが解消されただけでなく，目標に到達することによっ
て，より活発で自信に満ちた自己感覚が得られ，また体重も減りまし
た。デノンとアリシャは，OCDに立ち向かうのと同時に，互いに健康
を考え合うひとつのチームとして自分たちが楽しめていることに気づ
きました。
　身体的な運動は，健康であるという感覚を高めていくことで，レジリ
エンスを育てることになります。エンドルフィンや，痛みを軽減する神
経内物質や気分安定物質などの産生を刺激します。また運動は血液や
脳の酸素化も高めます。それにより集中力や記憶力，覚醒度は高まりま
すし，身体のほうも消化がよくなり，血圧は下がり，筋緊張も低下しま
す。心血管系を鍛え，ストレスや不安を解消し，筋緊張を和らげるため

には有酸素運動がとても優れています。有酸素運動により心拍数は上がり，身体への酸素取り込み効率も増加します。有酸素運動として代表的なものとしては，水泳，自転車，サイクリングマシン，早歩き，ランニング，活発なダンスなどが挙げられます。短距離水泳や短距離走，ウェイトリフティングといった無酸素運動も役に立ちます。短期の集中的活動や筋肉の増強を引き起こします。

　週に4～5回，1回20～30分の運動をする目標を立てましょう。1日あるいは1週間しなかったとしても心配は無用です。運動はストレス解消のためにするのであって，生活にストレスをかけるためのものではないのですから！　チェリーと夫のジムは1週間に2～4回の運動をするという目標を立てました。ジムが仕事から帰るときに2人でスポーツジムに行くことにしました。週に2～4回だけという目標にしたので，たとえ何か急なスケジュールが入った場合でも，目標達成は難しくありませんでした。どちらかが病気のときや，休暇中，あるいは知り合いが街に来たときなどは，スポーツジムには行きませんでした。以前は，このようなことですぐに運動プログラムを中止してしまいました。今では，スポーツジムに行かない期間が2週間を超えてしまっても，気持ちは途切れません。結果として，毎回トレッドミルの上で早歩きをするというだけなのですが，2人は5年間スポーツジムに通い続けることができました。

　身体には休息も必要です。不十分な睡眠は不安やストレスの原因となりますし，また逆にストレスによって睡眠が難しくもなるので，負の睡眠サイクル習慣ができあがることとなります。十分な睡眠はレジリエンスを強化し，生活の中の課題に対抗していく助けにもなります。十分な睡眠を取れていますか？　もし以下の質問のいずれかの答えが「はい」ならば，十分な睡眠が取れていないかもしれません。

　・起きたときに疲れが抜けていないことがたびたびありますか？

　・朝ときどき，2回以上目覚ましを止めてはまた寝てしまうことがあ

りますか？

・注意のレベルが望ましいレベルまで達していませんか？

・日中，疲れを感じる，もしくは眠気がありますか？

・日中，逆らえないほどの昼寝をしたいという願望がありますか？

　もし自分自身が強く睡眠を欲していると気づいたら，毎日同じ時間に床につき，同じ時間に朝起きることで，日々の睡眠スケジュールを改善してみましょう。身体が上げている声に耳を傾けましょう。もし疲れていたならば，床につきましょう。また同様に，他の家族の睡眠欲求にも配慮しましょう。ジムの仕事のスケジュールが変わったとき，彼は1時間早く起きなければならなくなりました。毎晩チェリーはジムに午後11時まで寝ないで起きているように求め続けました。最終的には，2人ともジムが1時間早く就寝する必要があることを理解しました。チェリーはうかつにもジムの睡眠スケジュールを邪魔し続けていたのです。最終的な目標は個人のレジリエンスだけではなく，家族のレジリエンスをも育てることだと，覚えておいてください。

　気にせずカフェインを摂り続けていますか？　午後にカフェインを摂らなくすると，睡眠が改善します。夜間にアルコール飲料をやめることも，とても睡眠によいです。多くの人が思っているのとは逆で，実はアルコールは睡眠パターンを悪化させます。音や照明のボリュームを下げ，眠気が刺激されるように寝室のアレンジをしてみましょう。ベッドや枕が快適なものかチェックしてみましょう。寝るときの活動を控え，リラックスできる方法を増やすと，良眠が得られることになります。定期的な運動は睡眠の質をよくしますが，寝る数時間前までにしておくことがポイントです。一度床についたのに眠れないならば，起きて他の部屋で何かリラックスできることをするのもいいかもしれません。

　次の「身体のケア」リストを用いて，ケアをするのに役立ちそうな変化を3つ挙げ，レジリエンスを育てていきましょう。

身体のケア

ケアをするのに役立ちそうな変化を3つ挙げ，レジリエンスを育てて
いきましょう。

1. _____
   _____
   _____

2. _____
   _____
   _____

3. _____
   _____
   _____

心に気を配りましょう

どのように外界を見て，どのように出来事を解釈するかは，レジリエ
ンスに影響を及ぼします。カレン・レイビッチとアンドリュー・シャッ
テは『ザ・レジリエンスファクター（The Resilience Factor)』（2002)
という本の中で，それらのことを**認知スタイル**，もしくは**思考スタイ
ル**として扱いました。『ザ・レジリエンスファクター』は，弱みを克服
し，強みを作り上げるために役立つ良い資料です。著者たちは，生活の
課題に向かい合った際に，その人がもともと持っている能力を下げてし
まうような思考の落とし穴について描写しています。慌てて結論に飛び
つかないようになること，大きな視点を見落とさなくなること，思い込
みで他者の考えをとらえなくなること，物事を大げさに騒ぎ立てなくな
ること，問題を過小評価しなくなること，そういった思考がレジリエン
スを育てるのに役に立ちます。何かにつけ自分自身を責めることを止め

第 10 章　家族レジリエンスの強化　　237

られるようになることや，反対に自分自身の問題であるはずなのに他者
を責めてしまうのを止められるようになることは，自己への信頼感や自
尊心の感覚，さらにはレジリエンスをも育てていくことになります。

　あなたの大切な人は強迫観念や OCD の誤った信念に立ち向かってい
ます。自分自身の誤った信念やそれによって引き起こされる否定的な思
考に立ち向かっていると，日々のストレスへの対処法を増やしていくこ
とになります。ある人が極めてストレスフルであると考えていること
が，他の人にとってはわずかな挑戦で済んでしまったり，場合によって
はチャンスですらあったりするかもしれません。状況がストレスである
かどうかは，実は感じ方次第なのです。身体的あるいは心埋的健康を脅
かすような状況であると感じ，その危険な状態が自分では扱えないと確
信すると，それはストレスとなります。状況や出来事自体がストレスを
引き起こしているわけではないので，対処法や考えだした答えが状況自
体を変化させるわけではありません。しかし感じ方や状況から生まれた
信念を変化させることはできます。このことが理解できると世の中を少
し違った角度から見られるようになります。よりレジリエンスを高め，
ストレスを上手に処理できるようになるでしょう。

　アリシャはサポートグループ（自助グループ）に参加したとき，他の
家族のメンバーがどのように自分の大切な人の OCD を扱っているかを
観察しました。グループの何人かは怒ったり，打ちひしがれたり，落ち
込んでいるように見えました。他のメンバーの中には楽観的で，自信に
満ち，希望にあふれている人もいました。彼らは互いに励まし合い，情
報交換をしていました。先に挙げたメンバーが OCD を回復の可能性が
乏しい壊滅的な病気として見なしている一方で，楽観的なメンバーの
態度は，OCD は克服しうる実にありふれた病気であるというものでし
た。アリシャは，デノンの OCD は立ち向かうことで 2 人の絆を強める
ことになる挑戦であるという肯定的な見方で進めていくことに決めまし
た。

次回，ストレスな状況に直面した際には，少し後戻りして自分の否定的な思考を観察してみましょう。思考の落とし穴にはまっていませんか？　大げさに騒ぎ立てていませんか？　慌てて結論に飛びついていませんか？　今ある状況を成長のためのチャンス，あるいは挑戦として捉え直すことはできますか？　もしまじまじと目を凝らしたならば，今ある状況の中にユーモアを見い出すことすらできるかもしれません。当時は壊滅的と思われたことを思い出し，笑い飛ばすことが多少はできていますか？　今こそ笑いましょう！　笑いはストレスを下げ，不安を取り除き，生活をより肯定的に捉えられるようにしてくれます。

以下の「心のケア」リストを用いて，世間を認知する際に実施できそうな肯定的な変化をいくつか挙げてみましょう。よかったら他の家族メンバーのためにコピーを取って，あなたの対処法について議論してみてください。

心のケア

世間を認知する際に実施できそうな肯定的な変化を３つ挙げてみましょう。

1. _____

_____

_____

2. _____

_____

_____

3. _____

_____

_____

精神に気を配りましょう

　ストレスは精神にも多大な損害を与えます。毎日の再生はレジリエンスを育てます。このことはストレスな状況に直面し続けている場合に特に重要となります。OCD の永続的な影響や障害に立ち向かうことへの葛藤は，そのようなストレスフルな状況のひとつです。あなたや家族それぞれが生活の中に，休息，くつろぎ，娯楽，外部支援，精神的再生といったことを持っているのはとても重要です。

　身体が睡眠を欲するのと同じように，心や精神は持続的再生を求めています。くつろいだり，気分を高揚させたりして得られる休息があってはじめて再生します。ほんの数分だとしても，心と身体と精神を再生するための時間は毎日なければいけません。読書をすること，温かい風呂に浸かること，心地よい音楽を聞くこと，服薬すること，祈りを捧げること，針仕事をすること，絵を描くこと，ガレージで作業すること，そういった時間を作ってみましょう。そのような可能性を持つ活動には際限がありません。もし宗教的な人物であるなら，信仰を保ち，育むことは，レジリエンスを育てていく役に立ちます。同じ考えを持った人もあなたや家族のよいサポート源になりえます。チェリーとジムは切望していた支援を教会の友人たちから得ることができました。アリシャはサポートグループの中に実に意味あるものを見い出しました。彼女の家族や友人たちは協力的でしたが，アリシャの体験を本当に理解できるのは，OCD に罹患している身近な家族を持っている人たちだけだと彼女は感じていました。彼女は気が滅入ったときに話し合えるサポートグループでの友人を作ることができました。

　毎日の休息だけでは，家族や個人のレジリエンスを保ち，育てるために十分とは言えません。休息と娯楽のために毎週特別な時間を取りましょう。定期的に休暇も取りましょう。経済的な理由や，OCD と格闘

していると，正規の休暇はなかなか取れなくなってしまいます。街を離れることすらできないかもしれません。しかし「休暇」を取ることに縛り付けられる必要はありません。休息などとは呼べず，むしろ騒動のような，家族全員が疲れ果ててしまうような緻密な2週間の旅行よりも，毎年何回かの長めの週末旅行や，家のそばでのキャンプ，地元のホテルでの何泊かの滞在，静養所で生活といったことのほうがずっといいのではないでしょうか。チェリーの息子が春休みに大学から帰省した際に，彼女は執筆を止め，ジムは何日か仕事を休み，皆で自宅での小休暇を取りました。皆で映画に行き，毎日外食をし，息子が友達と一緒でないときはいつでも息子と時間を過ごすようにしました。

　日々のリフレッシュや週ごとの休暇だけでは，レジリエンスを育てるには不十分なときがあります。身体のストレスサインに注意し続けている必要があります。必要な場合は自分自身にいつでも休息を与えられるように準備しておきましょう。椅子に座ったままで，あるいは机でできるようなリラックススキルを開発しましょう。ちょっと散歩をしたり，コンピューターゲームをしたり，猫や子どもと遊んだりしましょう。一日の中で決まった時間がストレスだとわかっているなら，それに向けてこころを生きかえらせる最も効果的なことを何でもやっておきましょう。

　以下の「精神のケア」リストを用いて，定期的に精神が再生し，レジリエンスが育っていくために役立ちそうな変化をいくつか挙げてみましょう。よかったら他の家族のためにコピーを取って，あなたの対処法について議論してみてください。

精神のケア

　定期的に精神が再生し，レジリエンスが育っていくために役立ちそうな変化を3つ挙げてみましょう。

第 10 章　家族レジリエンスの強化　　241

1. ＿＿＿＿＿＿＿＿＿＿＿＿＿＿＿＿＿＿＿＿＿＿
＿＿＿＿＿＿＿＿＿＿＿＿＿＿＿＿＿＿＿＿＿＿＿＿
＿＿＿＿＿＿＿＿＿＿＿＿＿＿＿＿＿＿＿＿＿＿＿＿

2. ＿＿＿＿＿＿＿＿＿＿＿＿＿＿＿＿＿＿＿＿＿＿
＿＿＿＿＿＿＿＿＿＿＿＿＿＿＿＿＿＿＿＿＿＿＿＿
＿＿＿＿＿＿＿＿＿＿＿＿＿＿＿＿＿＿＿＿＿＿＿＿

3. ＿＿＿＿＿＿＿＿＿＿＿＿＿＿＿＿＿＿＿＿＿＿
＿＿＿＿＿＿＿＿＿＿＿＿＿＿＿＿＿＿＿＿＿＿＿＿
＿＿＿＿＿＿＿＿＿＿＿＿＿＿＿＿＿＿＿＿＿＿＿＿

目標に達成するために計画を立てましょう

　家族で活動をし，顔をつき合わせることは，家族メンバーが一体感を持てるようになるので，レジリエンスを高めます。目標を達成することは，個人的にも家族的にも自信とレジリエンスを育てます。この章で挙げてみた，望んでいる変化について家族会議の中で議論し，家族内で取り決めた目標のいくつかを具体化してみましょう。身体や心や精神をケアすることでレジリエンスを育てられるようになるために，他の家族を勇気づけることも心がけましょう。

　全く状況が前に進まない場合はどうしたらいいでしょうか？　当然目標は達成されません。あなたの大切な人はやる気を出しているようには見えませんし，目標も達成できていません。この状況への向けるべき疑問は「今後どうなるか？」ではなく「いつ動き出すか？」です。後戻りは起こりうるということと，自分たち家族は決して孤独ではないということを，意識しておくことが最も重要な心構えです。多くの家族にとって，OCD との絡み合いは，高くなったり低くなったりするローラーコースターのようなものです。高い部分が最終的には増えていって，低い部分はそんなに低くはなくなり稀になっていきます。レジリエンスと

は，逆境的な環境に直面したときに，耐え，希望を持ち続けられる能力を意味しています。もしうまくいっていないときは，家族会議の中で目標や計画について話し合い，新しい目標を立てるなどしてみましょう。非難し合っても仕方がありません。OCDというものは長期にわたって絡みついてくるものだということを家族皆で再確認しましょう。

まとめ

　どんな人でも解決すべき問題を持っています。そういった問題はレジリエンスを育てる元となり，次なる挑戦への糧となります。体験が共有されたことで，家族の関係はしばしば強固になります。その関係はあなたをよりいっそう強くすることもあれば，打ち崩してしまうこともあります。あなたはそれを選ぶことができます。レジリエンスや強みとなるように選択していきましょう。心と身体と精神のケアをしていくと，レジリエンスの高い個人や家族となっていきます。そうすると，より逞しくなり，より困難を切り抜けられるようになります。あなたや家族が自ら設定した目標に向けて，心と身体と精神のケアを手に入れていきましょう。

第11章

将来への展望

　この本を読むことが，あなたにとって勇気の源となってくれることを願っています。おそらく，OCDに関するすべての問題の答えが見つかったということはないと思います。もしあなたがこの本をただ読み終わっただけだとするならば，現実に横たわる多くの問題は解決していないと思います。しかしこの本にある計画を実行していただけたなら，数日もしくは数週間以内に，大きな成果を見い出せるようになると思います。

　・情報を集めること
　・より多くの情報を見つけられる場所を開発すること
　・あなたの大切な人と取り決めを作る話し合いをすること
　・あなたの大切な人との取り決めを実現し始めること
　・あなたの大切な人や家族の，将来への希望を育てること

　一度この本で学んだことを実行し始めれば，数カ月のうちにより明らかな結果が見い出せるようになるでしょう。この章ではOCDからの回復を困難にさせる多くの問題について議論したいと思います。OCDに加えて他の疾患を持っている場合は，治療の調整をする必要があります。OCDは遺伝的な疾患となることがありますので，複数の家族メンバーがOCDを持っていることはしばしばあり，このことが治療や家族支援をいっそう複雑にします。あなたの大切な人は，まだ治療を受けて

いないかもしれませんし，診断すらされていないかもしれません。あなたはその治療が最も優れているのか疑問に思っているかもしれません。また直面する最も難しい問題は，あなたの大切な人が援助を受けることを拒む場合です。この章ではそういった話題を扱いたいと思います。

他の疾患の合併

　ひとつでも他の疾患を抱えていると，OCD の治療はさらに難しくなります。他の精神疾患でも，侵入的な思考，繰り返しの行動，不安は認められ，OCD にとても似た状態を引き起こすものがあります。それらの精神疾患に苦しんでいる多くの人々は，症状によってかなり生活が妨げられており，そういった行動に抵抗をしようと試みています。そうした精神疾患は OCD にかなり深く関係しているので，**強迫スペクトラム障害**（Obsessive-Compulsive Spectrum Disorder：OCSDs）と呼ばれています。これらの疾患は生物学的類似性をいくつか認めているように思われます。これらは OCD と同様に，同じグループの抗うつ薬である選択的セロトニン再取り込み阻害薬（SSRI）に反応し，脳の前頭葉の活動性が正常に比べて高いと考えられています（Penzel 2000）。これらの疾患グループに含まれるものとしては，身体醜形障害，抜毛症，強迫的皮膚むしり症と爪噛み症，トゥレット症候群，一部の摂食障害などがあります。

　身体醜形障害（Body Dysmorphic Disorder：BDD）を持つ人は，自身の外見に対して想像上もしくは多少の現実欠陥を伴ったこだわりや強迫観念を有しています。強迫行為としては，頻繁に外見の確認をしたり，想像上もしくは多少の現実的な欠陥を隠そうとしたり，穴があくまで皮膚をむしっていたり，他者に何度も外見を確認したり，医学的もしくは美容的な治療を探し求め，治療を受けたりすることなどがあります。OCD を持つ人々と同様に，彼らの生活もそういった疾患によって

第 11 章　将来への展望　　　　　　　　　　　　　　　245

ひどく妨げられています。

　抜毛症を持つ人々は体毛を強迫的に抜きます。彼らは身体のどんな
場所（頭皮，まつ毛，眉，上腕，脇の下，足，陰部）の毛も抜きます。
一部の人々では，毛を抜く前には緊張感があることを報告しています。
それ以外の人は自動的に抜いているようです（その場合は毛を抜いて
いること自体にも気づいていません）。OCD あるいは BDD に似て，抜毛
は儀式の一部になりえます（例えば，均一にするためや，見た目をよく
するために毛を抜きます）。OCD とは異なり，抜毛することにより束の
間の喜びやリラックスが生じます。

　強迫的皮膚むしり症と爪噛み症は，DSM-IV-TR（APA 2000）の診断
基準の中には正式な疾患として含まれていませんが，強迫スペクトラム
障害として捉えられています。彼らは潰瘍ができるまで皮膚をほじく
り，できた瘡蓋（かさぶた）も剥がしてしまいます。BDD を持つ人たちのように，
欠点が少しでもよく見えると思えるまでむしっている人もいます。彼ら
はより完璧に見えるようにと，不完全なスポットがないかずっと肌を調
べたりします。実際には BDD を持つ人で，この皮膚むしり症を併発し
ている場合もあります。他には，駆り立てられるような衝動への反応と
して，皮膚をむしっている人もいます。爪噛み症もかなり重症になる場
合もあり，外皮を噛んだり，むしったりすることが含まれることもあり
ます。また抜毛と同じように，OCD とは異なり緊張の軽減やリラック
スを引き起こすようです。

　トゥレット症候群は，不随意行動である音声チックと運動性チックに
よって規定されていて，衝動あるいは不快感覚への反応として理解さ
れています。チック症状は OCD の儀式的な行為より随意性が乏しいで
す。通常は，チックは少し我慢して先送りすることはできますが，完全
に止めることはできません。チックは不安などを解消する必要や楽しみ
から生じてくるようには見えません。トゥレット症候群を有する人は，
一般の人よりも OCD を併発する傾向が高いと言えます。OCD とトゥ

レット症候群の両者を持つ人の場合は，治療の中で，チックと儀式的行動とを区分する必要が出てきます。

BDDの治療はOCDの治療に似ています。自己肯定感を高めることと，うつを扱うことが，特に重要と考えられています。もし皮膚むしり症が問題ならば，ハビット・リバーサル・トレーニング（習慣逆転法）が治療において，重要な役割を果たすことになります。

ハビット・リバーサル・トレーニングは，問題となる行動に対抗するための自己調整行動療法で，まず自分の問題に気づくことから始め，自分の行動をモニターし，そして新しい習慣を学習して身につける方法です。ハビット・リバーサル・トレーニングは，抜毛症，皮膚むしり症，爪噛み症への治療プログラムの重要な部分となっています。BDD，抜毛症，皮膚むしり症や爪噛み症を含んだ習癖疾患を持つ人々に役立つ情報を，この本の巻末の参考資料に示してありますので参考にしてください。

❖併存疾患

他のいくつかの疾患は，お互いに直接関係があるわけではありませんが，しばしば併存が認められるものです。これらは，**併存疾患**と呼ばれています。研究によれば，OCDを持つ人々の60％近くがうつ病も有しています（Penzel 2000）。OCDであり続けた結果うつ病も発症したという可能性もありますし，疾患の一部分である可能性もあれば，異なった生物学的な状態であるという可能性もあります。臨床的なうつ病もOCDも共に，神経伝達物質であるセロトニンの障害により部分的には引き起こされるようで，どちらも同じ薬剤に反応します。この事実は，この2つの疾患の間に関連がある可能性を示しています。希望の喪失，無気力，悲しみの感情の強い持続，通常の趣味や活動への興味の喪失，エネルギーの欠如，睡眠障害と食欲低下，および頻繁な希死念慮によってうつ病は特徴づけられます。

うつ病が併存すると，OCDの治療は困難を極めます。将来への希望を持てないという感覚がある場合は，変化を起こしたり，治療目標に集中したりすることが難しくなります。あなたの大切な人は計画を実行するためのエネルギーが不足しているかもしれませんし，細かいことを覚えたり学んだりすることに困難を覚えているかもしれません。もしあなたの大切な人が抑うつ的であったなら，うつ病の治療を受けるように働きかけましょう。そうすることで，あなたとあなたの大切な人はOCDと戦うための準備をすることになります。同様に，もしあなたが抑うつ的であったなら，メンタルヘルスの専門家からの助けを求めましょう。最も重要なこととしては，自殺に関する観念や発言は真剣に取り扱うことです。もしあなたの大切な人が，自ら命を絶つ恐れがある場合や，自殺を考えていると話した場合は，直ちに適切な資格を持つメンタルヘルスの専門家の援助を求めましょう。米国のほとんどの市では，適切な援助が得られるよう協力してくれる，自殺相談ダイヤルがあります［訳注：日本では「いのちの電話」が自殺に対応，東京都では「ひまわり」が緊急で受診したいときに対応しており，各自治体でサービスがある］。

　併存疾患あるいは他の強迫スペクトラム障害が加わることで，OCDの治療は複雑になります。他の身体的疾患（例えば，喘息，糖尿病，心疾患）を持っている場合も，事態が複雑になります。あなたの大切な人は，複数の健康管理の専門家に関わってもらわなければならないかもしれません。そういった診断についてできるだけよく知ることによって，どうしたら最もよいサポートができるかを知ることができ，困難に対処していけるようになるでしょう。

❖複数の家族メンバーが疾患を有しているとき

　OCDに関連した疾患を複数の家族メンバーが有していることは，よくあることです。OCDは家族内発症をするため，親や子どもがOCDを持っているということは，決してまれなことではありません。最近

の研究によると，OCD を持つ人の直近家族では，親が OCD である確率が 10.3％で，1 人以上の子どもが OCD である確率が 11.7％であり，対照家族では，親が OCD である確率が 1.9％で，1 人以上の子どもが OCD である確率が 2.7％でした（Rosario-Campos 2003）。さらに，OCD を持つ人は，一般的な人口に比べて，強迫スペクトラム障害やうつ病，他の不安障害を持つ家族を有しやすいと思われます。遺伝的要素と環境的要素の両方が関係していると考えられています。

　このことは悪いニュースのように思えるかもしれません。しかし，もしもっと詳しく事実関係について調べていくと，それがいかに有利に働くかがわかるでしょう。もし世界で一定の人々が将来 OCD を有することになるのであれば，彼らを OCD についてよく知っていて，お互いにわかり合える他の家族と引き合わせたほうがよいということです。もしあなたの家族の中に，OCD やそれに関連した疾患を有するメンバーが複数いるならば，彼らのことを自然にできあがったサポートグループや師弟関係と見てみましょう。OCD を有する人々は，他の誰もができない方法で，互いを理解し合え，互いにサポートし合えます。他の強迫スペクトラム障害，うつ病や他の不安障害を持つ人は，強迫観念の苦しみや儀式的な行動への衝動を深くは理解できないかもしれませんが，疾患を持たない人よりは利点を持っています。彼らは似たような恐怖や不安や悩みにずっと関わってきたのです。彼らは人間関係の中で似た混乱を経験していて，病気ゆえの孤独もおそらく経験してきました。

　もしかすると，家族メンバーによっては，精神疾患は有していないけども，喘息や糖尿病，心疾患，癌を持っているかもしれません。挙げればきりはありません。一見すると関係のない病気の場合でさえ，共通点を見い出すことはできるのではないでしょうか。19 歳で糖尿病と診断された叔母のマーガレットを，チェリーは自分が OCD と診断されたときに，より深く理解することができました。食事を考え，毎日歩き，常に高血糖か低血糖のサインを心配するという，厳格なルールに縛られて

叔母は暮らしていました。身体に気を配り，病には断固勝ち誇って暮らしたため，叔母のマーガレットは90歳まで生き，一切の糖尿病の合併症なくその日を迎えました。まさに叔母がしたように，チェリーは自分の人生に勝利を得るため大きな変化を生み出そうと強く思いました。

　ジョアンの父親であるロバートはOCDの治療を受けていましたが，娘がOCDと診断されたときは，ロバートにはほぼOCDの症状がないように見えました。しかしジョアンが治療を始めた際，彼らはロバートの反応がジョアンのOCDに悪い影響を及ぼしていることがあると気づきました。例えばジョアンが危害を及ぼすことに執着してしまうと，心配することではないと，ロバートは彼女に繰り返し保証を与えてしまうのです。しばしば，ロバートはジョアンの強迫的な心配にこだわり，「すべては問題ないと確認しているだけ」と言いながら確認するようジョアンに強要したりもしました。ジョアンが治療を始め，曝露体験を広げていったとき，ロバートは娘が望んでいる支援を自分は与えられないことに気づきました。すごく不安を引き起こすかもしれないことをジョアンがしてしまうのを恐れて，彼は時々ジョアンの曝露課題の邪魔さえしてしまいました。最終的にロバートは自分自身のOCDをコントロールできていないことに気づきました。繰り返しジョアンに保証をし，彼女の儀式行為に参加することは，彼自身の儀式にもなっていました。とうとう彼は，曝露反応妨害法（ERP）で自分自身の不安に取り組む計画を立てることになったのです。ロバートとジョアンは一緒に，互いのOCDに打ち克つための取り決めを作り，それに克ちました。

助けを見つけること

　あなたの大切な人へ可能な限りよい支援をするために，OCDについてあなたができることを学ぶのは重要なことです。あなたは，あなたの大切な人を正しい方向へ向けられるよう準備をしたいと思うでしょう。

もしあなたの大切な人がすでに治療を受けているのであれば，その治療がどのくらい効果があるのか評価することに役立ちたいと考えるのではないでしょうか。

　軽症から中等症のOCDを持つ人々は，認知行動療法（CBT）への自発的アプローチを使うことができます。もしあなたの大切な人が自発的アプローチを考えているのなら，まずはメンタルヘルスの専門家に相談すべきです。OCDであるという診断が間違いなく，他の疾患が除外されていることを確かめることが重要です。もし薬物治療やより広範囲な治療が必要であるならば，然るべき専門家が必要になります。軽症のOCDの場合でさえ，自発的な計画に手を付ける前に，治療者と一緒に始めたほうがいいと思います。OCDが重症の場合や，うつ病や他の疾患が合併している場合は，専門的な援助が間違いなく必要です。

　あなたの大切な人は，自分には助けが必要であるという理解に至っていないかもしれません。そのような場合は，はじめのステップとしてOCDにまつわる情報と，あなたの住んでいる地域で利用できる資源についての情報を集めることです。次に，個人的あるいは家族全体として，あなたの関心を議論できる気楽な時間を調整してみるといいでしょう。問題を過小に評価したり，誇張して捉えたりすることは止めましょう。あなたがこの疾患を受け入れていることや，あなたの大切な人が経験している困難さについて抱いているあなたの興味を明確にしてみましょう。これはまさに家族のチャレンジで，一緒に克服できるものであることを，あなたの大切な人に理解させていきましょう。直面している他の困難と，家族が扱わなければならなかった他の疾患を，互いに再認識しましょう。そうすることで，OCDをただの脆弱性ではなく，ひとつの疾患として見なせるようになります。OCDにかかっている可能性について議論しましょう。そして医師に診断をしてもらいましょう。それにより，議論が悪い方向に進まなくなるでしょう。

どうやってセラピストを見つけるか

　もしかするとあなたの大切な人は，自分の問題が何であるかはわかっており，適切な治療を見つけようとあなたに支援を求めているかもしれません。では，どうやって援助を見つければよいのでしょうか？　最初に相談すべき人は，あなたのかかりつけ医です。一部の医師は必要ならば適切な薬物療法ができるくらい，OCD について十分な知識があります。その医師はあなたをメンタルヘルスの専門家へ紹介することもできるでしょう。かかりつけ医はどこで最適な治療を受けられるのかよく知っています。彼らは患者を紹介し，その後結果のフィードバックを受けています。保険会社は，専門家への紹介の前に，かかりつけ医にかかることを要求するかもしれません。

　あなたのセラピストや医師に OCD の治療の経験があることは重要です。強迫性障害財団（Obsessive-Compulsive Foundation：OSF），強迫情報センター（Obssesive Compulsive Information Center：Dean Foundation），行動療法振興協会（Association for Advancement of Behavior Therapy:：AABT），米国不安障害協会（Anxiety Disorders Association of America：ADAA）はすべて，OCD の治療ができる専門家と自己申告したメンタルヘルスの専門家のリストを持っています（この本の巻末の参考資料に，これらの組織への連絡の取り方が挙げられています）。しかし，こうしたリストは，専門家として自己申告しているだけなので，彼らの資質をチェックしていくことは必要でしょう。それは特定の臨床家（医学，心理学，ソーシャルワーク）の団体の州免許委員会（state licensing board）に連絡をとってみることで可能です。あなたの住んでいる州の行政総合案内へ電話すれば，これらの州免許委員会（state licensing board）を教えてくれるでしょう。

　精神科医は投薬することはできますが，通常は CBT をすることはあ

りません。一部の精神科医はトレーニングを上積みしていてCBTを実施することもありますが，他の精神科医はCBTを実施できるセラピストと連携して働いています。あなたの大切な人の主治医である精神科医が，CBTに支援的であることは必要不可欠なことです。もし先に精神科医を見つけたのなら，ERPによるOCD治療の教育を受けている心理士もしくはカウンセラーをその医師は紹介できるかもしれません。

❖セラピストをどう評価するか

　あなたの大切な人が治療を受け始めると，あなたがたは共にそれが正しい治療なのかと疑問を感じます。そういったことへの最初の情報は，初回の予約をする前に，簡単に得ることができます。担当になりそうなセラピストがその州のライセンスを持っているかを確かめましょう。セラピストかその代理の人に，OCD患者の治療経験について電話で尋ねましょう。

　セラピストに聞くべき質問

・どんな理論に基づいた療法を使うのですか？　望ましい回答は，認知行動療法もしくは行動療法です。どんな種類の行動療法を使うのかも聞きましょう。**曝露と儀式妨害**（exposure and ritual prevention），または**曝露反応妨害法**（exposure and response prevention）がOCD治療の最も重要なパートとなります。もしこれらの方法（ERP）を用いないというなら，おそらく他のところで治療を求めるべきです。

・どんな種類のトレーニングをセラピストは受けてきましたか？　不安障害に対するCBTのトレーニングの経験のあるセラピストを探しましょう。

・セラピストは何人くらいのOCD患者の治療経験がありますか？　OCDを含む不安障害の治療に専門性のあるセラピストであれば完

壁です。そのようなセラピストなら，あなたの大切な人は短期間で心地よさを感じられるでしょう。ただし経験は重要な資質ではありますが，**完璧な**セラピストを見つけようといたずらに時間を浪費するのはやめましょう。

・必要な場合，オフィス外でも ERP の訓練の手伝いをしてくれますか？　セラピストに，患者を何とかスタートさせようという意思や，自発的 ERP の際にしっかりと支えようという意思はありますか？

・治療経過の中で，家族が果たす役割はどのくらいですか？　家族が利用できるサポートグループはありますか？

・各セッション間で，セラピストは対応してくれますか？　緊急時の連絡先はありますか？

　通常治療が始まる前に，セラピストはアセスメントのための 2 ～ 3 セッションを行うでしょう。これによって OCD が本当に問題であるかをはっきりとさせ，OCD があなたの大切な人の生活にどのくらい影響を及ぼしているかを評価することになります。セラピストは恐らく，OCD の症状の重症度を評価するために Yale-Brown Obsessive Compulsive Scale（YBOCS）を実施するでしょう。これを実施することで，OCD 症状における，強迫観念と強迫行為の頻度や強度や持続時間，刺激状況，回避行動，家族の巻き込まれ状況についてなど，より多くの情報が得られます。セラピストは，あなたの大切な人の治療状況を評価するために，治療の間，定期的に YBOCS を実施するでしょう。

　OCD 症状を評価した後，セラピストは治療計画を立てます。ERP が治療の中心に据えられるはずです。セラピストの助けを借りて，あなたの大切な人は，最も不安を誘発するものから，誘発される不安が一番低いものまで挙げてみて，不安の階層表を作ることになります。そして普段の生活で儀式に抵抗し，不安に曝露されるという ERP 訓練のための

計画を立てていきます。訓練の一部はオフィスで実施されますが，ほとんどのERP訓練は自宅で実施されることになるでしょう。これがホームワークとなります。各治療セッションの間に，ERP訓練は検討され，また新しいものが計画されます。儀式を続けさせる歪んだ思考や信念に直面させることを目標とした認知戦略についても，セラピストは教えるでしょう。

　このCBTの形はOCDに最も効果的な治療となります。他の問題に対処するためにカップルセラピーや家族療法も必要となるかもしれません。

❖もし能力のあるセラピストに出会えなかったらどうするか？

　あなたの大切な人が，OCDの治療経験のあるセラピストを見つけることができなかったらどうしましょうか？　多くの地域で，十分に能力のあるOCDのセラピストは不足しています。その場合は，治療を受けるために思い切って地元から出ることも考えてみましょう。それは，数時間かけて治療セッションを受けに出かけて行くことや，入院もしくは外来での集中的なOCDプログラムに参加することを意味しています。強迫性障害財団はそのようなプログラムのリストを持っています。もうひとつの選択肢は，『The OCD Workbook』（Hyman and Pedrick 1999）のような自助ワークブックを購入し，OCDの経験のないセラピストをコーチとしながらやってみることです。そのうえでさらなるトレーニングを積んでくれるようセラピストにお願いしてみてもいいでしょう。専門家の教育を受けられる機会について強迫性障害財団へ問い合わせてみましょう。行動療法協会（Behavior Therapy Institute：BTI）はメンタルヘルスの専門家のためのOCD治療の3日間集中トレーニングを全国で定期的に実施しています。

第11章 将来への展望 255

❖あなたの大切な人が助けを拒んだらどうするか？

　最も難しい状況のひとつは，あなたの大切な人が治療を拒みながら，あるいは問題が起きていることを認めずに，OCD と共存している場合です。受けられる援助があることを知っていながら，援助を受けないであなたの大切な人が苦しんでいるのを見続けていると，絶望的に感じたり，怒りすらも感じたりするようになります。しかしながら未来に向けて希望を保てる理由はあります。あなたが OCD に関する知識を増やすにつれ，あなたの大切な人も学習したくなるという傾向があるようです。学んだことを共有しましょう。安心させたり，調整してあげたりすることを徐々にやめていくような計画を立ててみましょう。いつどのようにそれをするかのスケジュールを，あなたの大切な人に教えてあげましょう。もっと肯定的に OCD に対応できるようになるために勉強中であることや，またそれは愛していればこそしているのだということを，あなたの大切な人にしっかりと伝えていきましょう。

　サンディは溜め込み癖のある OCD を抱えていました。彼女の膨大な雑誌，本，新聞のコレクションは，家のすべての部屋で床から天井まで積み上げられていました。彼女は野良猫も連れてきてしまい，家の中や周辺に 100 匹近くの猫が住むようになってしまいました。サンディは，自分は猫を助けていると主張しましたが，世話もできない猫を連れてくることは他の飼い主を見つける可能性をなくしているだけでした。サンディは孤独に暮らしていて，友達もほとんどいませんでした。彼女の兄弟や姉妹は治療を受けるように勧めてきましたが，彼女は自分が問題を持っていることを認めることさえ拒みました。彼らは姉のマーサがキャットフードを買うための資金援助をしていたこともやめさせるようにしました。マーサは他の家族と同じくらいイライラしていましたが，猫たちが空腹になるのを放っておくことはできませんでした。なので，もしサンディが猫を諦めなかったとしても，少なくとも猫の餌の助けはしようと彼女は結論づけたのでした。マーサが猫の餌への援助を中止す

ると，状況は悪化しました。サンディは餌も与えられず，家の中にも庭にも猫が住む場所はないにもかかわらず，それでもさらに猫を連れて来続けました。

　近所の住人は多くの猫から出る悪臭への不満を訴えました。猫たちが近所の鳥を殺すことも明らかになりました。猫の多くは飢えに苦しみ，近所のゴミ入れをあさっていたのです。そうした中，近所の住人がついに動物管理局を呼び，動物管理局は猫たちを連れ去っていきました。そして保健所はサンディの家が住める状態でないことも確認しました。絨毯が張り替えられ，家が専門家による清掃をされない限り，サンディは家からの立ち退きを命じられました。保健所は，溜めた新聞と雑誌が火災の原因となりかねないこともサンディに通知しました。そのため彼女は家からそれらを取り除かなければならなくなりました。その時点で再度サンディの兄弟姉妹は治療を受けるように勧めました。彼らが集めてきた情報も提示しました。そうしたところ，サンディは彼らのアドバイスを取り入れ，CBTプログラムを開始することとなりました。

　安心させたり，調整してあげたりすることを中止すると，短期的には不安を増大させるかもしれません。そのことで家族は騒然となるかもしれませんが，不安はあなたの大切な人が最終的に援助の必要性を受け入れるためには必要なものです。あなたがもっと多くの積極的支援を与え始める前に，まずあなたが知り得た地元の資源についての情報を渡してみましょう。そうして，あなたの大切な人が援助を利用する気持ちを準備できたときに，こちらも手助けをする準備ができることになるでしょう。

❖なすすべがないように思われる場合はどうするか？
　あまりにも重いOCDの場合，なすすべがないように見えることがあります。メリンダは50歳になるまで両親と一緒に暮らしていました。両親の生活は，メリンダの不安を暴走させないこととOCD儀式を支援

することを中心として回っていました。食料と清掃に関する日用品は，決まったお店で買わなければなりませんでした。彼女に食事をさせるために，複雑な数かぞえ儀式にも加わりました。彼女は自身の部屋と浴室をきれいにするのに，何時間もかけていました。メリンダの不安が高まったときは，母親は彼女の特別な清掃ルールに従って，メリンダがきれいにするのを手伝いました。両親とも健康に問題を抱えていて，自分たちが死んだらメリンダはどうなってしまうのかと心配していました。彼女はたくさんの薬剤を試し，100マイル以内にいるあらゆるセラピストとも取り組んできましたが，何も助けにはならなかったようです。

　メリンダも自分の将来が心配でした。OCDから開放されたいとも望んでいました。メリンダと両親とで様々な選択肢を議論した結果，メリンダはある入院治療プログラムに参加することにしました。両親は親戚の家に滞在し，彼女がプログラムを受けている間は家族サポートグループに参加しました。両親はメリンダをもっとうまくサポートするにはどうしたらいいか学びました。退院後もメリンダは地元のセラピストとの治療を続けました。OCDの症状とうまく付き合うために，家族で取り決めも作りました。ひとつの大きな目標はアパートへ移り，一人で暮らすことでした。彼女がこれを達成できたときは，家族皆でお祝いをしました。今でも両親は毎日訪問し，メリンダも頻繁に電話をしています。しかし彼女はどんどん自立的になってきています。日々逞しくなっていく娘を見て，もはや両親は彼女の将来を心配してはいません。

サポートグループ（自助グループ）

　この本を読んできた中で，OCDとの戦いにおいて，あなたは孤独ではないことに気づいたことでしょう。他の家族も全体にわたって，あなたと同じことに取り組んできたはずです。サポートグループは家族がOCDに立ち向かっていくことを助けることができます。強迫性障害

財団は，世界中の OCD に関連したサポートグループに関するリストを持っています。強迫性障害財団は，そのウェブサイトで簡単に地元のサポートグループを探せるようにしています。

　強迫性障害財団は，参加方法が示されたオンラインサポートグループのリストを持っています。入会すると，メンバーはグループ全体からメールを受け取れるようになるメーリングリストもあります。そこでは，メールを単に読むこともできますし，グループに書き込みをしてもよいのです。治療の選択肢や，OCD が生活や家族や人間関係にどう影響するかといったことを議論するための一般向けの大きなメーリングリストもあります。OCD に特異的な必要に焦点を定め，対象者をより絞った小規模のサポートリストもあり，そこでは症状の内容，家族，両親，10 代の子ども，児童，といったそれぞれのテーマで議論されています。猫や犬の飼い主のためのメーリングリストさえ存在しています［訳注：日本では国際 OCD 財団（International OCD Foundation）と連携した特定非営利活動法人 OCD-Japan（https://sites.google.com/site/ocdjapan/）が，OCD および OCD の治療に対する啓蒙活動，専門家や家族のための研修など，OCD でお困りの方やその家族の支援がより一般的になっていくことを目指して諸活動を行っている］。

ま と め

　しばしば私たちは，なぜそれをしているのかを詳しく知ることなしに物事に取り組んでしまいます。OCD に対処している家族ではこれはよく起こることです。この本は，家族が OCD からの圧力を打ち壊し自由になるために役立つ道具を提供しています。今こそ，あなたやあなたの大切な人，さらにはあなたの家族が，OCD から自由になり生活を見通せるようになるときです。その見通しに従って暮らせるようになり，今何をしているかを説明できるようになりましょう。もし回復への道のり

第 11 章　将来への展望　　259

を困難にさせる他の問題があるのなら，OCD にしたのと同じような方法でそれらに対処していきましょう。あなたの大切な人や他の家族が有している他の疾患について調べ，適切な援助を手に入れましょう。

　OCD が家族の中に存在する唯一の病気であったとしても，あなたがた全員が助けと支えを必要としていることは覚えておいてください。OCD は家族全体に影響を及ぼす病気です。回復への道のりを覆い隠してきた人に手を差し伸べ，彼らの洞察を共有していくよう働きかけていきましょう。

参考資料

家族向けの書籍

C., Roy. 1993. *Obsessive Compulsive Disorder: A Survival Guide for Family and Friends.* New Hyde Park, N.Y.: Obsessive Compulsive Anonymous, Inc.

Gravitz, Herbert L. 1998. *Obsessive Compulsive Disorder: New Help for the Family.* Santa Barbara, Calif.: Healing Visions Press.

当事者向けの書籍

Baer, Lee. 2001. *Getting Control: Overcoming Your Obsessions and Compulsions.* Rev. ed. New York: Plume.

Baer, Lee. 2002. *The Imp of the Mind: Exploring the Silent Epidemic of Obsessive Bad Thoughts.* New York: Plume.

C., Roy. 1999. *Obsessive Compulsive Anonymous: Recovering from Obsessive Compulsive Disorder.* 2nd ed. New Hyde Park, N.Y.: Obsessive Compulsive Anonymous, Inc.

Ciarrocchi, Joséph W. 1995. *The Doubting Disease: Help for Scrupulosity and Religious Compulsions.* Mahwah, N.J.: Paulist Press.

Crawford, Mark. 2004. *The Obsessive-Compulsive Trap.* Ventura, Calif.: Regal Books.

de Silva, Padmal, and Stanley Rachman. 1998. *Obsessive-Compulsive Disorder: The Facts.* 2nd ed. New York: Oxford University Press.

Dumont, Raeann. 1996. *The Sky Is Falling: Understanding and Coping with Phobias, Panic, and Obsessive-Compulsive Disorders.* New York: W. W. Norton.

Foa, Edna B., and Reid Wilson. 2001. *Stop Obsessing! How to Overcome Your Obsessions and Compulsions.* Rev. ed. New York: Bantam Books.

Grayson, Jonathan. 2003. *Freedom from Obsessive-Compulsive Disorder: A Personalized Recovery Program for Living with Uncertainty.* New York: Tarcher/Penguin Putnam.

Greist, John H. 1995. *Obsessive Compulsive Disorder: A Guide.* Madison, Wis.: Dean Foundation for Health, Research and Education.

Maran, Linda. 2004. *Confronting the Bully of OCD: Winning Back Our Freedom One Day at a Time*. New York: Fifteenth Street Publishing.

Munford, Paul R. 2004. *Overcoming Compulsive Checking: Free Your Mind from OCD*. Oakland, Calif.: New Harbinger Publications.

Neziroglu, Fugen, Jerome Bubrick, and José Yaryura-Tobias. 2004. *Overcoming Compulsive Hoarding: Why You Save and How You Can Stop*. Oakland, Calif.: New Harbinger Publications.

Neziroglu, Fugen, and José A. Yaryura-Tobias. 1997. *Over and Over Again: Understanding Obsessive-Compulsive Disorder*. Updated and Revised edition. Hoboken, N.J.: Jossey-Bass.

Osborn, Ian. 1999. *Tormenting Thoughts and Secret Rituals: The Hidden Epidemic of Obsessive-Compulsive Disorder*. New York: Dell Publishing Company.

Penzel, Fred. 2000. *Obsessive-Compulsive Disorders: A Complete Guide to Getting Well and Staying Well*. New York: Oxford University Press.

Rapoport, Judith L. 1997. *The Boy Who Couldn't Stop Washing: The Experience and Treatment of Obsessive-Compulsive Disorder*. New York: Signet Book.

Santa, Thomas. 1999. *Understanding Scrupulosity: Helpful Answers for Those Who Experience Nagging Questions and Doubts*. Liguori, Mo.: Liguori Publications.

Schwartz, Jeffrey, with Beverly Beyette. 1997. *Brain Lock: Free Yourself from Obsessive-Compulsive Behavior*. New York: Regan Books.

Steketee, Gail, and Kerin White. 1990. *When Once Is Not Enough: Help for Obsessive Compulsives*. Oakland, Calif.: New Harbinger Publications.

Van Noppen, Barbara L., Michele Tortora Pato, and Steven Rasmussen. 1997. *Learning to Live with OCD: Obsessive Compulsive Disorder*. 4th ed. Milford, Conn.: Obsessive-Compulsive Foundation.

親と教育者向けの書籍

Adams, Gail B., and Marcia Torcia. 1998. *School Personnel: A Critical Link in the Identification, Treatment, and Management of OCD in Children and Adolescents*. Milford, Conn.: Obsessive-Compulsive Foundation.

Chansky, Tamar E. 2001. *Freeing Your Child from Obsessive-Compulsive Disorder: A Powerful, Practical Program for Parents of Children and Adolescents*. New York: Three Rivers Press.

———. 2004. *Freeing Your Child from Anxiety: Powerful, Practical Solutions to Overcome*

Your Child's Fears, Worries, and Phobias. New York: Broadway Books.

Dornbush, Marilyn, and Sheryl Pruitt. 1995. *Teaching the Tiger: A Handbook for Individuals Involved in the Education of Students with Attention Deficit Disorders, Tourette's Syndrome or Obsessive-Compulsive Disorder.* Duarte, Calif.: Hope Press.

Fitzgibbons, Lee, and Cherry Pedrick. 2003. *Helping Your Child with OCD: A Workbook for Parents of Children with Obsessive-Compulsive Disorder.* Oakland, Calif.: New Harbinger Publications.

Greist, John H. 1993. *Obsessive-Compulsive Disorder in Children and Adolescents: A Guide.* Madison, Wis.: Dean Foundation for Health, Research and Education.

Johnston, Hugh F., and J. Jay Fruehling. *OCD and Parenting.* Madison, Wis.: Child Psychopharmacology Information Center, University of Wisconsin (Department of Psychiatry).

Swedo, Susan, and Henrietta Leonard. 1999. *Is It "Just a Phase"? How to Tell Common Childhood Phases from More Serious Problems.* New York: Broadway Books.

Wagner, Aureen Pinto. 2002. *What to Do When Your Child Has Obsessive-Compulsive Disorder: Strategies and Solutions.* Rochester, N.Y.: Lighthouse Press.

———. 2002. *Worried No More: Help and Hope for Anxious Children.* Rochester, N.Y.: Lighthouse Press.

児童・思春期向けの書籍

Harrar, George. 2003. *Not as Crazy as I Seem.* Boston, Mass.: Houghton Mifflin Company.

Hyman, Bruce M., and Cherry Pedrick. 2003. *Obsessive-Compulsive Disorder.* Brookfield, Conn.: Twenty-First Century Medical Library.

Niner, Holly L. 2004. *Mr. Worry: A Story about OCD.* Morton Grove, Ill.: Albert Whitman and Company.

Talley, Leslie. 2004. *A Thought Is Just a Thought.* New York: Lantern Books.

Vavrichek, Sherrie Mansfield, Ruth Goldfinger Golomb, and Uri Yokel. 2000. *The Hair Pulling "Habit" and You: How to Solve the Trichotillomania Puzzle.* Rev. ed. Silver Spring, Md.: Writers Cooperative of Greater Washington.

Wagner, Aureen Pinto. 2000. *Up and Down the Worry Hill.* Rochester, NY: Lighthouse Press.

専門家向けの書籍

Clark, David A. 2004. *Cognitive-Behavioral Therapy for OCD.* New York: The Guilford Press.

Jenike, Michael A., Lee Baer, and William E. Minichiello, eds. 1998. *Obsessive-Compulsive Disorders: Practical Management.* 3rd ed. St. Louis, Mo.: Mosby, Inc.

March, John S., and Karen Mulle. 1998. *OCD in Children and Adolescents: A Cognitive-Behavioral Treatment Manual.* New York: The Guilford Press.

Steketee, Gail. 1999. *Overcoming Obsessive-Compulsive Disorder—Therapist Protocol (Best Practices Series).* Oakland, Calif.: New Harbinger Publications.

Yaryura-Tobias, José A., and Fugen Neziroglu. 1997. *Biobehavioral Treatment of Obsessive-Compulsive Spectrum Disorders.* New York: W. W. Norton.

身体醜形障害についての書籍

Claiborn, James, and Cherry Pedrick. 2002. *The BDD Workbook: Overcome Body Dysmorphic Disorder and End Body Image Obsessions.* Oakland, Calif.: New Harbinger Publications.

Phillips, Katharine A. 1998. *The Broken Mirror: Understanding and Treating Body Dysmorphic Disorder.* New York: Oxford University Press.

抜毛症についての書籍

Keuthen, Nancy J., Dan J. Stein, and Gary A. Christensen. 2001. *Help for Hair Pullers: Understanding and Coping with Trichotillomania.* Oakland, Calif.: New Harbinger Publications.

Penzel, Fred. 2003. *The Hair-Pulling Problem: A Complete Guide to Trichotillomania.* New York: Oxford University Press.

習慣変容についての書籍

Claiborn, James, and Cherry Pedrick. 2000. *The Habit Change Workbook: How to Break Bad Habits and Form Good Ones.* Oakland, Calif.: New Harbinger Publications.

学術雑誌

Chambless, Diane, Angela Bryan, Leona Aiken, Gail Steketee, and Jill Hooley. 1999. The structure of expressed emotion: A three-construct representation. *Psychological Assessment* 11(1):67-76.

Chambless, Diane, and Gail Steketee. 1999. Expressed emotion and behavior therapy outcome: A prospective study with obsessive-compulsive and agoraphobic outpatients. *Journal of Counseling and Clinical Psychology* 67(5):658-665.

Ginsburg, Golda, and Margaret Schlossberg. 2002. Family-based treatment of childhood anxiety disorders. *International Journal of Psychiatry* 14:142-153.

Ginsburg, Golda, Lynne Siqueland, Carrie Masia-Warner, and Kristina Hedtke. 2004. Anxiety disorders in children: Family matters. *Cognitive and Behavioral Practice* 11(1):28-43.

Ginsburg, Gail, Wendy Silverman, and William Kurtines. 1995. Family involvement in treating children with anxiety and phobic disorders: A look ahead. *Clinical Psychology Review* 15:457-473.

Steketee, Gail, and Barbara Van Noppen. 2003. Family approaches to treatment for obsessive compulsive disorder. *Journal of Family Psychotherapy* 14(4):43-50.

Van Noppen, Barbara. 1999. Multi-family behavioral treatment (MFBT) for OCD. *Crisis Intervention* 5(1-2):3-24.

Waters, Tracey, Paula Barrett, and John March. 2001. Cognitive-behavioral family treatment of childhood obsessive-compulsive disorder: Preliminary findings. *American Journal of Psychotherapy* 55(3):372-387.

メンタルヘルスの団体およびウェブサイト

American Foundation for Suicide Prevention, 120 Wall Street, Twenty-second Floor, New York, NY 10005. (212) 363-3500. www.afsp.org.

Anxiety Disorders Association of America (ADAA), 8730 Georgia Avenue, Suite 600, Silver Spring, MD 20910. (240) 485-1001. www.adaa.org.

Association for the Advancement of Behavior Therapy, 305 Seventh Avenue, Sixteenth Floor, New York, NY 10001-6008. (212) 647-1890. www.aabt.org.

Attention Deficit Disorder Association (ADDA), P.O. Box 543, Pottstown, PA 19464. (484) 945-2101. www.add.org.

Awareness Foundation for OCD and Related Disorders. www.ocdawareness.com.

Cherry's Web site. CherryPedrick.com.

Children and Adults with Attention Deficit Disorders (CHADD), 8181 Professional Place, Suite 150, Landover, MD 20785. (800) 233-4050.

Consumer Website for Handling Your Mental Illness at Work and School, Center for Psychiatric Rehabilitation. www.bu.edu/sarpsych/jobschool.

Depression and Bipolar Support Alliance (DBSA). National Depressive and Manic-Depressive Association, 730 North Franklin, Suite 501, Chicago, IL 60610. (800) 82N-DMDA. www.dbsalliance.org.

Doubt and Other Disorders. www.healthyplace.com/communities/ocd/doubt.

Internet Mental Health. www.mentalhealth.com.

Internet Mental Health Infosource. www.mhsource.com.

National Alliance for the Mentally Ill, Colonial Place Three, 2107 Wilson Boulevard, Suite 300, Arlington, VA 22201-3042. (800) 950-6264. www.nami.org.

National Anxiety Foundation, 3135 Custer Drive, Lexington, KY 40517-4001. www.lexington-on-line.com/naf.

National Association of Anorexia Nervosa and Associated Disorders, Box 7, Highland Park, IL 60035. (847) 831-3438. www.anad.org.

National Eating Disorders Association, 603 Stewart Street, Seattle, WA 98101. (800) 931-2237. www.nationaleatingdisorders.org.

National Foundation for Depressive Illness, P.O. Box 2257, New York, NY 10116. (800) 239-1265. www.depression.org.

National Institute of Mental Health, Office of Communications, 6001 Executive Boulevard, Room 8184, MSC 9663, Bethesda, MD 20892-9663. (866) 615-6464. www.nimh.nih.gov.

National Mental Health Association, 2001 North Beauregard Street, Twelfth Floor, Alexandria, VA 22311. (703) 684-7722. www.nmha.org.

National Mental Health Consumers' Self-Help Clearinghouse, 1211 Chestnut Street, Suite 1207, Philadelphia, PA 19107. (800) 553-4539. www.mhselfhelp.org.

Obsessive Compulsive Anonymous (OCA), P.O. Box 215, New Hyde Park, NY 11040. (516) 739-0662. members.aol.com/west24th/index.html.

Obsessive-Compulsive Foundation (OCF), 676 State Street, New Haven, CT 06511. (203) 401-2070. www.ocfoundation.org.

Obsessive Compulsive Information Center, Madison Institute of Medicine, 7617 Mineral Point Road, Suite 300, Madison, WI 53717. (608) 827-2470. www.miminc.org/aboutocic.html.

OCD Action (OA; UK organization for people with OCD), Aberdeen Centre, 22-24 Highbury Grove, London, N5 2EA. +44 (0) 207-226-4000, Fax: +44 (0)

参考資料 267

207-288-0828. www.ocdaction.org.uk.

OCD Online. www.ocdonline.com.

OCD Resource Center of South Florida. www.ocdhope.com.

Psych Central (Dr. John Grohol's mental health page). www.psychcentral.com.

Scrupulous Anonymous, Liguori Publications, One Liguori Drive, Liguori, MO 63057-9999. (800) 325-9521. mission.liguori.org/newsletters/scrupanon.htm.

Tourette Syndrome Association. 42-40 Bell Boulevard, Bayside, NY 11361-2820. (718) 224-2999. www.tsa-usa.org.

Trichotillomania Learning Center, 303 Potrero, Number 51, Santa Cruz, CA 95060. (831) 457-1004. www.trich.org.

文　献

Alsobrook, II, John P., and David L. Pauls. 1998. Genetics of obsessive-compulsive disorder. In *Obsessive-Compulsive Disorders: Practical Management*, 3rd ed., edited by Michael Jenike, Lee Baer, and William Minichiello. St. Louis, Mo.: Mosby, Inc.

American Psychiatric Association. 2000. *Diagnostic and Statistical Manual of Mental Disorders*. 4th ed. Text revision. Washington, D.C.: American Psychiatric Association.

Calvocoressi, Lisa, Barbara Lewis, Mary Harris, Sally J. Trufan, Wayne K. Goodman, Christopher McDougle, and Lawrence H. Price. 1995. Family accommodation in obsessive-compulsive disorder. *American Journal of Psychiatry* 152(3):441–443.

Geller, Daniel A. 1998. *Juvenile obsessive-compulsive disorder*. In *Obsessive-Compulsive Disorders: Practical Management*, 3rd ed., edited by Michael Jenike, Lee Baer, and William Minichiello. St. Louis, Mo.: Mosby, Inc.

Hyman, Bruce M., and Cherry Pedrick. 1999. *The OCD Workbook: Your Guide to Breaking Free from Obsessive-Compulsive Disorder*. Oakland, Calif.: New Harbinger Publications.

Jenike, Michael. 1998. Theories of etiology. In *Obsessive-Compulsive Disorders: Practical Management*, 3rd ed., edited by Michael Jenike, Lee Baer, and William Minichiello. St. Louis, Mo.: Mosby, Inc.

March, John S., and Karen Mulle. 1998. *OCD in Children and Adolescents: A Cognitive-Behavioral Treatment Manual*. New York: The Guilford Press.

Niehous, Dana J. H., and Dan J. Stein. 1997. Obsessive-compulsive disorder: Diagnosis and assessment. In *Obsessive-Compulsive Disorders: Diagnosis, Etiology, Treatment*, edited by Eric Hollander and Dan J. Stein. New York: Marcel Dekker, Inc.

Penzel, Fred. 2000. *Obsessive-Compulsive Disorders: A Complete Guide to Getting Well and Staying Well*. New York: Oxford University Press.

Reivich, Karen, and Andrew Shatte. 2002. *The Resilience Factor: Seven Essential Skills for Overcoming Life's Inevitable Obstacles*. New York: Broadway Books.

Rosario-Campos, Maria C. 2003. Genetic studies in obsessive-compulsive disorder. *OCD Newsletter* 7 (Winter).

Salkovskis, Paul. 1985. Obsessive-compulsive problems: A cognitive-behavioural analy-

文　献

sis. *Behaviour Research and Therapy* 23:571–583.

Schwartz, Jeffery M., with Beverly Beyette. 1996. *Brain Lock: Free Yourself from Obsessive-Compulsive Disorder*. New York: HarperCollins.

Yaryura-Tobias, José A., and Fugen Neziroglu. 1997. *Biobehavioral Treatment of Obsessive-Compulsive Spectrum Disorders*. New York: W. W. Norton.

監訳者あとがき

　　強迫性障害（OCD）は長時間人々の生活機能を損なう精神障害の一つと数えられています。それは OCD を持つ本人だけではなく，家族や恋人，パートナーなど大切な人々を巻き込みます。良かれと思ってやってあげることが裏目に出たり，本人から強いられて儀式の一部を担って必要以上に時間を費やしてしまったりします。OCD は隠された精神疾患として知られ，OCD は表面に出て来ないことも多く，人知れず本人だけ，または家族だけで抱え込んでいることが多いのです。本書はそのようにOCD に苦しむ方々と彼らが大切にしている人々に対して書かれた本です。読み進めるにしたがって OCD による巻き込まれがどのように起こるのか，巻き込まれのサインにはどのようなものがあるのかについて知ることができます。また，相手への思いやりはそのままに，どうすればその巻き込まれから解放されるかなどについて知り，具体的な方法を一緒に考案していることができるように工夫されています。つまり，この本は単に読むだけではなく，具体的な目標を定めたり，介入方法を考案したり，書き込んだりしながら皆で横暴な OCD に戦いを挑むためのツールとして使うことができるように書かれています。訳者は皆，実際に OCDを持つ方々と一緒に OCD と戦っている先生方です。孤軍奮闘するのではなく，この本を用いて OCD に苦しむご本人，家族，友人，そして治療者が一丸となって OCD への反撃を開始し，OCD に奪われた自由を取り戻すことのできる日が一日も早く来ることを切に願っています。

2017 年 2 月

堀越　勝

索 引

【英 語】

ADHD　41
body dysmorphic disorder
　（BDD）　244, 246
CBT　37, 40, 212, 250
ERP　41, 42, 109, 112, 233
obsessive compulsive disorder
　（OCD）　1
　――による経済的な影響　213
　――の司令塔　50
　子どもの――　22
PANDAS　19, 23
resilience　231
SRIs　39
SSRI　37, 39, 244
Yale-Brown Obsessive Compulsive
　Scale（YBOCS）　253

【日本語】

あ行

怒り　41
依存　17
祈り　14
うつ　41
　――病　175
運動性チック　245

汚染強迫　51
汚染恐怖　158
音声チック　245

か行

回避　78
　――を伴う儀式　59
隠し過ぎ　207, 208
学習障害　41
確認　8
過剰な道徳主義　44
過保護　178, 179
眼窩前頭前野　18
感情日記　145
完璧主義　17, 44
儀式　7, 14, 15
　――を妨害する　42
几帳面さ　11
強化　102, 112
強迫観念　7
強迫行為　7
強迫スペクトラム障害　244, 245
強迫性障害　1
　――財団　251, 258
強迫的な食行動　17
強迫的な溜め込み　10, 11
強迫的な皮膚むしり症　244, 245
黒／白，全か無かの思考　44

結婚　198
　→マリッジ（結婚）　195
肯定的　231
行動契約　119
行動療法　41

さ行

再発率　40
支える　88
サポートグループ　257
思考／行動の混合（魔術的な思考と
　類似）　44
思考スタイル　236
思考を過剰に重要だと考える　44
自己調整行動療法　246
自己免疫疾患　19
シナプス　39
社会活動　217
社会的な関係　217
習慣逆転法　246
馴化　42
殉教者　45
純粋な強迫観念　10
順番や繰り返し　9
情緒的なつながり　203
衝動　40
小児自己免疫性溶連菌関連性
　精神神経障害　19, 23
司令塔　51
神経質な習慣　16
神経生物行動的障害　49
神経伝達物質　19
身体醜形障害　244
身体的なつながり　209
心的儀式　60

侵入的思考　7, 9
心配　16
　──性　16
睡眠　234, 235
性的な側面　211
整理整頓　17
摂食障害　17
セルフモニタリング　221
セロトニン再取り込み阻害薬　39
　選択的──　37, 244
洗浄と清潔　9
想像上の曝露　42

た行

対応する　115, 120
帯状回　19
溜め込み　10
短期的な目標　149
チック　20
注意欠如多動性障害　41
爪噛み症　244, 245
疼痛　41
トゥレット症候群　20, 244, 245
取り決め　118, 119

な行

偽儀式　118
認知行動療法　37, 40, 42, 212, 250
認知再構成　43
認知スタイル　236
認知戦略　43
認知療法　41

は行

パーソナリティ障害　17

強迫性—— 17

パートナー　195, 197

曝露と儀式の妨害　41

曝露反応妨害法　41, 42, 109, 233

抜毛症　244

反応する　120

反応の連鎖　100

人に対する過剰な責任感　44

批判　186, 188

病的賭博　17

不安　175

夫婦間　214

不確かさ　52

併存疾患　246

報酬　102

保証　101

ま行

巻き込まれ　73

——行動　67

——の罠　74

魔術的な思考　7, 9, 44

無酸素運動　234

迷信　14, 15

目標を定める　148

問題解決　128

や・ら・わ行

薬物や賭博依存　17

薬物療法　37, 38

有酸素運動　234

有病率　22

リスクと危害の過大評価　44

リスト作り　17

例外的なエラー　45

レジリエンス　231, 232, 233, 239

著者／訳者について

❖ 著者について ❖

カレン・J・ランズマン（Karen J. Landsman, Ph.D.）

　カレン・J・ランズマンは有資格のサイコロジストで，不安障害の大人，子ども，思春期と家族の治療を専門にしている。彼女は臨床の多くの時間を，認知行動療法の技法を使って，OCD やその関連疾患を持つ人たちを支えることに捧げている。また，国や州の心理学会で発表し，不安や OCD，またその関連疾患をテーマに国や地域の出版物に書いている。彼女はニュージャージー強迫性障害基金の科学諮問委員会のメンバーでもある。

　「OCD を持つ大切な人を家族がサポートするのを助けることは，私の臨床において重要で得るものが多いもののひとつです。OCD を持つ人が被害を被っているうえに，その家族も OCD の影響を実際に受けています。家族が外部の援助を求めることは難しいかもしれませんが，その援助がなければ，どのように援助するのかわからないでしょうし，しばしば弱気になるでしょう。OCD を持つ人とその家族が OCD の恐怖と OCD の強迫観念に直面したとき，肯定的な変化がいつもそれに続いてやってきます。この本を通して共有することが，OCD を持つ人とその家族の健康や幸福に役立つと，私は確信しています」

キャサリーン・M・ルパータス（Kathleen M. Rupertus, M.A., M.S.）

　キャサリーン・M・ルパータスは 1995 年から不安障害の治療を専門としたサイコセラピストとして従事してきた。彼女はペンシルバニアの Bala Cynwyd にある不安と広場恐怖の治療センターのメンバーの一人として，子ども，思春期，大人，そしてその家族に関わっている。

　「私は OCD の人と仕事をすることに本当の情熱を注いでいます。なぜなら私自身，OCD であったという個人的な経験があるからです。驚かれるかもしれませんが，OCD が私の一生の一部にあったことを本当に感謝しています。もし私が OCD なしの人生を送る機会を何とか得たとしても，それを選ぶことはしません。私の辛い戦いや OCD に最終的に打ち勝ったことは，私が今いる個人的また専門的な生活の下地となりました。OCD という暗闇の向こうに喜びや平和があ

ると私は教わってきましたし，他の人にそう伝えることができます。

　あなたの大切な OCD を持つ人は幸運です。なぜならあなたが回復のプロセスの一部を担うことに献身的であるためです。この本を読み終え課題を終了したとき，あなたとあなたの大切な人は，お互いに協力しあい，熱心に取り組み，そして実際に効果が得られると証明されている行動戦略を用いて，OCD と戦うポジションにいます。一致団結することで，あなたとあなたの大切な人は強力なチームとなります。このアプローチによって，OCD は勝ち目がなくなります」

チェリー・ペドリック（Cherry Pedrick, R.N.）

　チェリー・ペドリックは 20 年間，正看護師として働いた後に，キャリアを変更した。1995 年に彼女は OCD と診断され，OCD から自由になるために認知行動療法の原則を適用した。書くことは，彼女が OCD と立ち向かい続ける際の支えとなった。彼女は数冊の本を書き，1999 年に Bruce Hyman 博士と『The OCD Workbook』を共著した。Hyman 博士と彼女は『Obsessive-Compulsive Disorder and Anxiety Disorders』を書くことで，思春期の子どもたちが OCD や他の不安障害を理解する助けとなるように，再度チームを結成した。彼女は『The Habit Change Workbook』と『The BDD Workbook』で James Cliabon と，『Helping Your Child with OCD』で Lee Fitzgibbons と共著した。

　「長年，私は OCD と戦っている家族と会ってきました。夫の Jim と息子の James は，私が OCD だったときに私をとてもよく支えてくれました。私は彼らの生活にも OCD が苦悩をもたらすのを見てきました。そして彼らのような家族メンバーにとって，支援や知識，OCD との生活に立ち向かう行動プランがとても重要であると認識しました。私は，家族と共に長年 OCD に取り組んできた Karen Landsman 先生と Kathy Rubertus 先生たちをお手伝いする機会に恵まれ，光栄に思っています」

❖ 訳者について ❖

堀越　勝（Masaru Horikoshi, Ph.D.）　監訳

　米バイオラ大学大学院にて臨床心理学博士を取得。米マサチューセッツ州にてクリニカル・サイコロジスト。米ハーバード大学医学部精神科上席研究員。ケンブリッジ病院の行動医学プログラム，マサチューセッツ総合病院およびマクレーン病院の強迫性障害研究所，サイバーメディシン研究所勤務を経て，筑波大学大学院人間総合科学研究科専任講師，駿河大学大学院心理学研究科教授。国立精神・神経医療研究センター認知行動療法センター研修指導部長を経て，国立精神・神経医療研究センター認知行動療法センター　センター長。

　国際 OCD 財団（International OCD Foundation）と連携し，特定非営利活動法人 OCD-Japan を発足。強迫性障害に対しての曝露反応妨害法を基盤とした認知行動療法の普及に尽力している。

蟹江絢子（Ayako Kanie M.D., Ph.D.）　第 1・2 章

　筑波大学医学専門学群医学類卒業後，東京医科歯科大学大学院精神行動医科学分野にて医学博士を取得。マクレーン病院の強迫性障害研究所に留学，国立国際医療研究センター，国立精神・神経医療研究センター精神科を経て，認知行動療法センターにて勤務。精神科医。特定非営利活動法人 OCD-Japan の理事としても活動している。

新明一星（Issei Shinmei, Ph.D.）　第 3 ～ 5 章

　テンプル大学心理研究学科を卒業後，駿河大学大学院で臨床心理学修士，山梨大学大学院で医科学博士を取得。臨床心理士。強迫性障害の臨床研究に従事し，特定非営利法人 OCD-Japan で曝露反応妨害法の普及に取り組んでいる。

工藤由佳（Yuka Kudo, M.D.）　第 6・7 章

　福島県立医科大学卒業，マクレーン病院の強迫性障害研究所に留学し OCD の治療を学ぶ。慶應義塾大学精神神経科学教室博士課程。精神科医。群馬病院にて OCD の家族療法，曝露反応妨害法を行っている。

小林由季（Yuki Kobayashi, M.A.）　第 8・9 章

　川村学園女子大学大学院人文科学研究科修士課程修了。臨床心理士。国立精神・神経医療研究センター精神保健研究所等を経て，同センター認知行動療法セ

ンター研究員。主に強迫性障害の臨床，研究および研修に携わるほか，特定非営利法人 OCD-Japan において，家族支援や専門職向け研修などを担当する。

小平雅基（Masaki Kodaira, M.D., Ph.D.）　第 10・11 章
　山梨大学医学部卒業後，北里大学大学院にて医学博士を取得。
　国立精神・神経センター国府台病院（現 国立国際医療研究センター国府台病院）児童精神科の勤務を経て，現在総合母子保健センター愛育クリニック小児精神保健科にて勤務。児童精神科医。強迫性障害の研究などを行っている。

家族と取り組む強迫性障害克服ワークブック
大切な人を思いやり，症状に巻き込まれないために

2017 年 4 月 17 日　初版第 1 刷発行

著　　者	カレン・J・ランズマン　キャサリーン・M・ルパータス　チェリー・ペドリック
監訳者	堀越　勝
訳　　者	蟹江絢子　新明一星　工藤由佳　小林由季　小平雅基
発行者	石澤雄司
発行所	㈱星和書店

　　　　　〒168-0074　東京都杉並区上高井戸 1-2-5
　　　　　電話　03（3329）0031（営業部）／ 03（3329）0033（編集部）
　　　　　FAX　03（5374）7186（営業部）／ 03（5374）7185（編集部）
　　　　　http://www.seiwa-pb.co.jp

印　　刷　株式会社 光邦

ⓒ 2017 星和書店　　Printed in Japan　　ISBN978-4-7911-0953-1

・本書に掲載する著作物の複製権・翻訳権・上映権・譲渡権・公衆送信権（送信可能化権を含む）は ㈱星和書店が保有します。
・ JCOPY 〈（社）出版者著作権管理機構 委託出版物〉
　本書の無断複写は著作権法上での例外を除き禁じられています。複写される場合は，そのつど事前に（社）出版者著作権管理機構（電話 03-3513-6969，FAX 03-3513-6979，e-mail：info@jcopy.or.jp）の許諾を得てください。

実体験に基づく強迫性障害克服の鉄則〈増補改訂〉

田村浩二 著
四六判　192p　1,800円

医師にも薬にも頼らず強迫性障害を克服した著者が，同じ障害に苦しむ人々に捧げる40の鉄則。自他の体験をもとに，強迫性障害とどのように付き合い，対処し，乗り越えていけばよいかを教えてくれる。

強迫性障害・聞きたいこと知りたいこと

田村浩二 著
四六判　136p　1,400円

強迫性障害の体験者による強迫性障害克服のための対処法。身近なことをテーマに，実践的でわかりやすい克服法を紹介。Q&A 以外に，強迫性障害の多くの事例が非常に分かりやすく紹介されている。

うちのOCD（強迫性障害 / 強迫症）

しらみずさだこ 著
佐々毅 監修
A5判　164p　1,200円

マンガで読む強迫性障害。強迫性障害（OCD）の夫を持つ著者が日常生活を描いた本書は，強迫性障害とは何か，どのように回復していけるのかを克明に描写している。笑いあり，涙ありのストーリー。

発行：星和書店　http://www.seiwa-pb.co.jp　価格は本体(税別)です

子どもの強迫性障害
診断・治療ガイドライン

齊藤万比古、金生由紀子 編

A5判　300p　3,600円

不登校やひきこもり，発達障害と関連が深い子どもの強迫性障害は，診断と治療に高い専門性が求められる。各専門領域の第一人者による6年間の研究成果が結実した，本邦初の包括的ガイドライン。

強迫性障害への認知行動療法
講義とワークショップで身につけるアートとサイエンス

ポール・サルコフスキス 著

小堀修，清水栄司，丹野義彦，伊豫雅臣 監訳

A5判　112p　1,800円

強迫性障害への認知行動療法を開発・確立したポール・サルコフスキスの，日本での講演およびワークショップを収録。強迫性障害の認知行動療法の科学と実践を「話し言葉で」理解するための1冊。

エキスパートによる強迫性障害（OCD）
治療ブック

上島国利 編集代表

松永寿人，多賀千明，中川彰子，飯倉康郎，宍倉久里江 企画・編集
OCD研究会 編集協力

A5判　252p　2,800円

わが国のエキスパートがOCDの基礎知識や治療法を余すところなく紹介した待望の書。Y-BOCS日本語版，自己記入式Y-BOCS日本語版，Dimensional Y-BOCS日本語版も添付。OCDはここまで治せる！

発行：星和書店　http://www.seiwa-pb.co.jp　価格は本体(税別)です

精神科臨床サービス 第15巻1号

明日からできる強迫症／強迫性障害の診療 I

精神科臨床サービス 第15巻2号

明日からできる強迫症／強迫性障害の診療 II

B5判　本体価格 2,200円

精神科治療学 第32巻3号

強迫症の理解と治療の新たな展開 I

精神科治療学 第32巻4号

強迫症の理解と治療の新たな展開 II

B5判　本体価格 2,880円

発行：星和書店　http://www.seiwa-pb.co.jp　価格は本体(税別)です